Rehabilitation und Prävention 53

Springer
*Berlin
Heidelberg
New York
Barcelona
Hongkong
London
Mailand
Paris
Singapur
Tokio*

Christa Berting-Hüneke

Sekundärprophylaxe bei Hemiplegie

Eigenprogramme für Patienten
individuell zusammenstellen

Mit 146 Arbeitsblättern als Kopiervorlagen

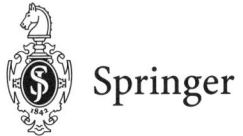 Springer

CHRISTA BERTING-HÜNEKE
Ergotherapeutin
Klinikum Hannover
Geriatrisches Zentrum Hagenhof
Rohdehof 3
30853 Langenhagen

ISSN 0172-6412
ISBN 3-540-66486-6 Springer-Verlag Berlin Heidelberg New York

Die Deutsche Bibliothek – CIP-Einheitsaufnahme
Berting-Hüneke, Christa:
Sekundärprophylaxe bei Hemiplegie : Eigenprogramme für Patienten individuell zusammenstellen ; Mit 146 Arbeitsblättern als Kopiervorlagen / Christa Berting-Hüneke. - Berlin ; Heidelberg ; New York ; Barcelona ; Hongkong ; London ; Mailand ; Paris ; Singapur ; Tokio : Springer, 2000
(Rehabilitation und Prävention ; Bd. 53)
ISBN 3-540-66486-6

Dieses Werk ist urheberrechtlich geschützt. Die dadurch begründeten Rechte, insbesondere die der Übersetzung, des Nachdrucks, des Vortrags, der Entnahme von Abbildungen und Tabellen, der Funksendung, der Mikroverfilmung oder der Vervielfältigung auf anderen Wegen und der Speicherung in Datenverarbeitungsanlagen, bleiben, auch bei nur auszugsweiser Verwertung, vorbehalten. Eine Vervielfältigung dieses Werkes oder von Teilen dieses Werkes ist auch im Einzelfall nur in den Grenzen der gesetzlichen Bestimmungen des Urheberrechtsgesetzes der Bundesrepublik Deutschland vom 9. September 1965 in der jeweils geltenden Fassung zulässig. Sie ist grundsätzlich vergütungspflichtig. Zuwiderhandlungen unterliegen den Strafbestimmungen des Urheberrechtsgesetzes.

Springer-Verlag ist ein Unternehmen der Fachverlagsgruppe BertelsmannSpringer.
© Springer-Verlag Berlin Heidelberg 2000
Printed in Germany

Die Wiedergabe von Gebrauchsnamen, Warenbezeichnungen usw. in diesem Werk berechtigt auch ohne besondere Kennzeichnung nicht zu der Annahme, daß solche Namen im Sinne der Warenzeichen- und Markenschutzgesetzgebung als frei zu betrachten wären und daher von jedermann benutzt werden dürften.

Produkthaftung: Für Angaben über Dosierungsanweisungen und Applikationsformen kann vom Verlag keine Gewähr übernommen werden. Derartige Angaben müssen vom jeweiligen Anwender im Einzelfall anhand anderer Literaturstellen auf ihre Richtigkeit überprüft werden.

Zeichnungen: Gudrun Cornford, MEDICAL ART, Reinheim
Umschlaggestaltung: Künkel + Lopka Werbeagentur GmbH, Heidelberg
Herstellung und Satzarbeiten: Isolde Gundermann, Heidelberg
Gedruckt auf säurefreiem Papier   SPIN: 10689288   22/3133/is - 5 4 3 2 1 0

Hinweise zum Text

Die zur betroffenen Körperhälfte kontralaterale Körperhälfte wird durchgängig als die *weniger betroffene* bezeichnet. Dies ist sprachlich nicht sehr elegant, kennzeichnet die Situation jedoch am besten. Weder ist eine Halbseitenlähmung tatsächlich ausschließlich auf eine Körperhälfte beschränkt (Beispiel: Rumpf) noch lassen sich vegetative, kognitive und neuropsychologische Einschränkungen in das „Halbseitenmodell" einordnen. Den Betroffenen gegenüber sollte die Bezeichnung „kranke" Körperhälfte ohnehin vermieden werden, da dies der Integration dieser Körperhälfte – einer Leistung, die er selbst erbringen muss – nicht förderlich ist. Gibt es keine „kranke" Körperhälfte, so gibt es auch keine „gesunde": Wenn wir Patienten und Angehörigen gegenüber von der „gesunden" Körperhälfte sprechen, impliziert das, dass es auch eine „kranke" Körperhälfte gibt – der Hörer ergänzt im Geist das Wortpaar.

Um den Text flüssig und gut lesbar zu gestalten, wird bei der Erwähnung von Patienten und deren Angehörigen meist die männliche Form verwendet. Dies wurde auch für das Fachpersonal im Sozial- und Gesundheitsbereich so gehandhabt. Das Selbstbewusstsein beruflich und privat aktiver Frauen wird sicherlich kaum von der hier gewählten Sprachform berührt.

Inhalt

1	Einleitung	1
2	Beweglich bleiben trotz Behinderung	3
2.1	Allgemeine Auswirkungen körperlicher Inaktivität	3
2.2	Passive Beweglichkeit erhalten	4
2.3	Grenzen der stationären und ambulanten Therapie	5
2.4	Grenzen der Betroffenen	5
2.5	Grenzen der Angehörigen	6
2.6	Grenzen der Gesundheitseinrichtungen	6
2.7	Eigeninitiative stärken, Eigenverantwortung fördern	7
2.8	Bisheriger Lebensstil und Kontrollüberzeugungen	8
2.9	Erwartungen an Gesundheitseinrichtungen	8
2.10	Verantwortung für das eigene Befinden übernehmen	9
2.11	Unterstützung durch Angehörige	11
3	Worauf es ankommt: Probleme durch Hemiplegie	13
3.1	Typische Bewegungseinschränkungen und ihre Folgen	13
3.2	Assoziierte Reaktionen	15
3.3	Nachlassende rehabilitative Bemühungen	16
3.4	Folgen körperlicher Inaktivität und Fehlbelastungen	16
4	Was ein Eigenprogramm leisten kann und wann erneut professionelle Hilfe erforderlich ist	19
4.1	Von nachgeordneter Bedeutung	19
5	Anleitung zur individuellen Lagerung	21
5.1	Warum überhaupt Lagerung?	21
5.2	Ist Lagerung irgendwann überflüssig?	22
5.3	Lagerung im Verlauf eines Tages	26
6	Erarbeitung eines Eigenprogramms zur Erhaltung der passiven Beweglichkeit	29
6.1	Einschätzung der individuellen Möglichkeiten	29
6.2	Eigenübungen von Beginn der Therapie an	31
6.3	Auswahl und Durchführung von Dehnungsübungen	32
6.4	Dosiert Eigenverantwortung übergeben	33
6.5	Übungsphase	34
6.6	Auswahl und Anzahl der Übungen	35
6.7	Praktische (und didaktische) Hinweise	36
6.8	Erstellen des Eigenprogramms	38
6.9	Evaluationsphase	41
6.10	Hinweise für den Patienten	42
7	Hinweise zur Verwendung der Kopiervorlagen	43
8	Literatur	61

Anhang: Übungsanleitungen in Bildern (Kopiervorlagen in der Tasche)

1　Einleitung

Schlaganfall-Betroffene hatten, bevor sie erkrankten, meist nur wenig konkrete Vorstellungen von dieser Erkrankung und ihren möglichen Folgen. Im Akutkrankenhaus erleben sie nach einer kurzen Zeit mit erheblichen neurologischen Ausfällen und schlechtem Allgemeinbefinden oft eine rasante Besserung: Beispielsweise stellt sich das Sprachvermögen wieder ein, oder das zuvor komplett gelähmte Bein kann wieder bewegt werden, ohne dass dies bereits das Ergebnis einer langwierigen und konsequenten Therapie gewesen sein kann. Die Patienten nehmen an, dass dieses für die Phase der Spontanremission typische Tempo der Wiedererholung auch weiterhin beibehalten wird und letztlich zur kompletten Wiederherstellung führt. Noch unter dem Schock der Ereignisse und unter Berücksichtigung eines Wunschdenkens, in das wir uns mühelos einfühlen können, erfolgt die Verlegung in eine Rehabilitationseinrichtung. Hier müssen die Betroffenen erleben, dass sich weitere Erfolge in der Regel nicht „über Nacht" einstellen, sondern vielmehr Ergebnis intensiver Therapie und entsprechend hoher Eigenbeteiligung sind – nicht selten führt dies zu einer ersten krisenhaften Phase in der Krankheitsverarbeitung mit depressiven Rückzugstendenzen oder anklagendem Verhalten. Alle professionellen Helfer und auch die Angehörigen sollten nun in ganz besonderem Maße ihre Hilfe und Unterstützung anbieten, damit diese Krise erfolgreich bewältigt werden kann. Dabei sind unkritischer Trost und unerfüllbare Versprechen keine Hilfe. Vielmehr gilt es, einerseits weitere Verbesserungen in Aussicht zu stellen, andererseits jedoch auch, dem Betroffenen schrittweise nahezubringen, dass mit einer weitgehenden oder gar völligen Wiederherstellung erfahrungsgemäß nicht gerechnet werden kann. Der Erfolg rehabilitativer Bemühungen muss letztlich ausbleiben, wenn es den Betroffenen nicht gelingt, die mögliche Restbehinderung in die zukünftige Lebensplanung konstruktiv einzubeziehen. Wie eine Person krisenhafte Lebenssituationen bewältigt, hat sie natürlich bereits gelernt, bevor sie uns als Patient mit Halbseitenlähmung begegnet. Indem wir Therapeuten jedoch versuchen, ihre persönlichen Bewältigungsstrategien einzuschätzen und zu verstehen, werden wir einen Weg finden, sie zur Übernahme von Eigenvmrantwortung zu motivieren.

Dazu gehört u. a., Patienten in die Lage zu versetzen, sich mit ausgewählten *Dehnungsübungen* beweglich zu halten. Viele Patienten können diese Übungen erlernen, wenn Therapeuten von deren Notwendigkeit überzeugt sind und sich Mühe geben, ihre entsprechenden Ressourcen zu wecken und zu nutzen.

Menschen mit Halbseitenlähmung tun zusätzlich sehr viel für sich, wenn sie taerapeutisch empfohlene *Lagerungen* auch(zu Hause beibmhalten. Besondere Beachtung verdient darüber hinaus der betroffene Arm; Hinweise zu dessen Lagerung im Sitzen gehören deshalb mit in das Eigenprogramm.

Die hier vorgestellten Empfehlungen basieren vor allem auf einem erweiterten Verständnis des Bobath-Konzeptes, so wie es in den hervorragenden Büchern von P.M. Davies (1986, 1991, 1995) dargelegt wird. Sie und viele andere Therapeutinnen haben – unter Würdigung der grundlegenden Arbeiten von B. und K. Bobath – das Konzept weiterentwickelt, durch Hinzuziehung anderer Therapiemethoden und -techniken erweitert und modernisiert und tun dies weiterhin.

In 20jähriger eigener Arbeit mit erwachsenen, vor allem älteren, Schlaganfallpatienten bin ich mehr und mehr zu der Überzeugung gelangt, dass wir Therapeuten noch nicht alle (methodischen) Möglichkeiten der Sekundärprophylaxe für unsere Patienten erschlossen haben und auch nutzen. Heute bin ich intensiver als in früheren Berufsjahren bemüht, meine Patienten nicht nur stärker in die Therapie einzubeziehen, sondern auch, ihnen Verantwortung für sich selbst zurückzugeben. Dieser Anspruch ist sicher nur gerechtfertigt, wenn wir ihnen gleichzeitig die erforderlichen Hilfen dazu anbieten. Ich hoffe, daß sowohl meine hier zusammengefaßten Überlegungen und praktischen Hinweise als auch die beigefügten Kopiervorlagen den Helfern dabei helfen.

Hannover, im März 2000   Christa Berting-Hüneke

2 Beweglich bleiben trotz Behinderung

Das Leben mit einer Behinderung ist in vielerlei Hinsicht gegenüber dem Leben „vorher" anders. Beruf und Alltag erfordern mehr Planung und Organisation, manche Tätigkeitsbereiche müssen ganz entfallen, andere können nur mit Hilfe aufrechterhalten werden. Manches, was Betroffene nun mit viel Mühe und Anstrengung erledigen, konnten sie früher ohne Aufwand und ganz nebenbei tun; es war nicht der Rede wert. Nun können schon alleine die morgendlichen Verrichtungen rund um die Körperpflege und das Frühstück eine lang dauernde und ermüdende Aktivität darstellen. Angehörige neigen dazu, dem Betroffenen viele solcher kleinen, anstrengenden Verrichtungen abzunehmen. Sie haben – im Gegensatz zu Therapeuten – nicht gelernt, sich zurückzuhalten und lediglich beim Lösen des Problems zu helfen, statt es dem Patienten gänzlich abzunehmen. Folgen sie therapeutischen Empfehlungen und beschränken sich auf „Hilfe zur Selbsthilfe", müssen sie allzu oft mit negativen Reaktionen der Betroffenen und Unverständnis in der Umgebung rechnen. Dabei wäre es für Behinderte körperlich, geistig und mental ein Gewinn, alle zumutbaren Verrichtungen und Tätigkeiten auch wirklich selbst auszuführen. Bereits die tägliche Körperpflege und das An- und Auskleiden fordern ein vielfältiges Bewegungsrepertoire ab. Dies alleine schützt zwar noch nicht vor einem Verlust an Beweglichkeit und Leistungsfähigkeit, stellt jedoch sicher, dass der Körper mit all seinen bewegungsabhängigen (gebrauchsabhängigen) Strukturen auch tatsächlich genutzt wird.

Übersicht 2.1.
Auswirkungen von Inaktivität und Fehlbelastung in jedem Alter

- Muskelschwäche
- Muskelverkürzungen
- Verkürzungen/Verklebungen des Kapsel-Band-Apparats und der Sehnen
- Abnahme der neuralen Mobilität
- Abnahme der Gelenkflüssigkeit; Mangelernährung von Gelenkknorpel und Bandscheiben
- Beeinträchtigte Vitalfunktionen (Atmung, Kreislauf, Verdauung)
- Funktionelle Schmerzen durch in Fehlhaltung überlastete Strukturen
- Depressive Stimmungslage

2.1 Allgemeine Auswirkungen körperlicher Inaktivität

Wer sich zu wenig bewegt, geht grundsätzlich ein – vermeidbares – gesundheitliches Risiko ein. Berufliche, familiäre und sonstige soziale Aufgaben verhindern bei gesunden Menschen normalerweise eine ganz ausgeprägte Inaktivität, so dass ein Mindestmaß an körperlicher Leistungsfähigkeit durch die täglichen Anforderungen erhalten bleibt.

Mit den in Übersicht 2.1 beschriebenen Auswirkungen von Inaktivität und Fehlbelastung muss in jedem Alter gerechnet werden.

Das Nervensystem verfügt über die Möglichkeit, sich den verschiedenen durch Bewegungen hervorgerufenen Längen anzupassen.
So ist z. B. der Spinalkanal in Flexion 5–9 cm länger als in Extension. Bei Ellenbogenflexion muss sich der N. ulnaris verlängern, während sich N. radialis und N. medianus anpassend verkürzen müssen (Butler 1995).

Da jedoch beruflich bedingte einseitige Belastungen oder Fehlbelastungen (Überbeanspruchung von Körperabschnitten bzw. -strukturen) ausgesprochen häufig sind, wäre im Sinne einer Primärprophylaxe für die meisten Menschen ein regelmäßiger körperlicher Ausgleich (Dehn- und Kräftigungsübungen, Konditionstraining) angebracht.

Ist die Inaktivität stark ausgeprägt, können Kontrakturen und neurale Gegenspannung entstehen, die oft nur unter großem Aufwand rückgängig zu machen sind.

Entfallen berufliche und familiäre Aufgaben, besteht die Gefahr gesundheitsschädigender Inaktivität. Dieser Gefahr sind in besonderem Maße alte und körperlich behinderte Menschen ausgesetzt. Alte Menschen, weil ein drängendes „Muss" von außen fehlt und sie mehr und mehr auf selbstbestimmte Aktivitäten zurückgeworfen sind; Körperbehinderte, weil sie für alle Aktivitäten mehr Mühe aufwenden müssen als Nichtbehinderte und der Erfolg oft lediglich darin besteht, einen bestimmten Zustand zu erhalten und einer Verschlechterung vorzubeugen. Manchmal fehlt es auch am richtigen Rahmen oder an einer Assistenz, damit sie gezielt körperlichen Aktivitäten nachgehen können.

Konsequenzen

Für alle genannten Personengruppen gilt:

➡ **Wer die Disziplin aufbringt, regelmäßig ein kleines, individuell zusammengestelltes Trainingsprogramm zu absolvieren, wird mit besserer Beweglichkeit, gesteigerter körperlicher Leistungsfähigkeit und gehobener Stimmung belohnt.**

Und es ist nie zu spät, damit zu beginnen. Zwar liegt die größte körperliche Leistungsfähigkeit des Menschen zwischen dem 20. und 30. Lebensjahr. In jedem Lebensalter und bei sehr vielen Erkrankungen und Behinderungen – so auch bei der Hemiplegie – kann jedoch ein regelmäßig durchgeführtes und individuell angepasstes Übungsprogramm die Bewegungsfähigkeit verbessern.

2.2 Passive Beweglichkeit erhalten

➡ **Der Erhaltung der passiven Beweglichkeit kommt bei Hemiplegie besondere Bedeutung zu.**

Zwar kann jeder Muskel des Körpers seine volle passive Dehnbarkeit verlieren, wenn sie nicht immer wieder abgefordert wird. Aus den typischen pathologischen Synergien, vor allem dem klassischen spastischen Muster, lassen sich jedoch die von einer Verkürzung *vorrangig* bedrohten Muskeln bzw. Muskelgruppen unmittelbar ableiten. Indem der Betroffene lernt, die volle Dehnfähigkeit dieser Muskelgruppen und damit seine passive Beweglichkeit zu erhalten, beugt er Zustandsverschlechterungen vor und hält sich „die Türen offen" für evtl. wiederkehrende aktive Funktionen (Davies 1986).

2.3 Grenzen der stationären und ambulanten Therapie

In den ersten Monaten nach dem Schlaganfall sollte es eigentlich selbstverständlich sein, dass die Betroffenen mehrmals täglich Therapie erhalten. Die ärztliche Therapie, Pflege nach dem Bobath-Konzept und aktive Übungstherapie (Physiotherapie, Ergotherapie, Logopädie, Neuropsychologie) stehen dabei im Mittelpunkt, flankiert von Maßnahmen aus den Bereichen Physikalische Therapie, Sozialdienst, Psychologie, Diätberatung und Orthopädietechnik. In dieser *hoch sensitiven Phase* gilt es, bestmögliches Lernen zu gewährleisten, um wiederkehrende Fähigkeiten in die richtigen Bahnen zu lenken, angemessene (nicht schädigende) Kompensationstechniken zu vermitteln und den Neuerwerb von Fähigkeiten zu ermöglichen.

➡ **Je öfter am Tag und in der Woche positive Lernangebote erfolgen, desto größer sind die Rehabilitationschancen.**

Die Umsetzung dieser Forderung dürfte vor allem *vollstationär* und *teilstationär* möglich sein. Eine *ambulante Therapie* gewährleistet hingegen gewöhnlich – gemessen an den Erfordernissen der ersten Monate – zeitlich keine ausreichend dichten Behandlungsangebote.

Leider wird auf die voll- und teilstationären Rehabilitationseinrichtungen derzeit ein enormer Druck ausgeübt, die Behandlungszeiten immer weiter zu verkürzen. Dies geschieht allein aus Kostengründen und keinesfalls, weil sich etwa herausgestellt hätte, dass längere stationäre Behandlungszeiten gar nicht erforderlich seien. Die Zeitspanne, die ein Betroffener braucht, um seinen Allgemeinzustand zu konsolidieren, Behandlungserfolge zu erzielen und in der Krankheitsverarbeitung auf einen guten Weg zu kommen, hat sich nicht verkürzt. Auch Angehörige können nicht plötzlich schneller lernen, sich auf die veränderte Situation und neue Aufgaben einzustellen.

Aber auch eine stationäre Therapie, die bis an die Grenzen des Vertretbaren und Machbaren ginge, würde es dem Betroffenen letztlich nicht ersparen, durch ein Eigenprogramm Verantwortung für sich zu übernehmen, um die ambulante Therapie zu unterstützen und auch Therapiepausen zu überbrücken.

2.4 Grenzen der Betroffenen

Hin und wieder entscheidet ein Patient, die Therapie zu beenden oder abzubrechen. Halten die übrigen Beteiligten es für angezeigt oder sogar dringend geraten, die Therapie fortzuführen, sollte im Gespräch mit dem Patienten in Erfahrung gebracht werden, warum er die Therapie vorzeitig beenden möchte. Manchmal gelingt es, Missverständnisse, unbeabsichtigte Kränkungen oder auch nur unglückliche äußere Umstände (z. B. belastender Bettnachbar) aufzuklären bzw. zu verändern, so dass die Therapie weitergeführt werden kann. Hin und wieder wird man hinter dem Wunsch nach Therapieabbruch eine Depression erkennen; diese gilt es dann zusätzlich zu behandeln. Auch eine hirnorganisch bedingte fehlende

Übersicht 2.2.
Mögliche Gründe für einen Abbruch der Therapie

- Unüberwindliches Heimweh
- Sorge um (kranken) Lebenspartner, Kind
- Psychophysische Erschöpfung
- Therapieerfolg bleibt aus
- Eigenmittel sind aufgebraucht (bei eigener finanzieller Beteiligung)
- andere Therapieform wird angestrebt (z.B. „alternativ")

Einsicht in die Schwere der Behinderung oder gar deren komplette Leugnung (Anosognosie) darf nicht übersehen werden und erfordert selbstverständlich ein differenziertes Vorgehen.

Die möglichen Gründe für einen Abbruch der Therapie sind in Übersicht 2.2 zusammengestellt.

Läßt sich der Patient nicht umstimmen, sollten sich die behandelnden Therapeuten genau überlegen, ob die verbleibenden Therapietage noch ausreichen, mit dem Patienten erfolgreich (d. h. verantwortbar) ein Eigenprogramm zu erarbeiten, oder ob man dies der – hoffentlich nachfolgenden – ambulanten Therapeutin überläßt. Je nach Grund des Abbruchs wird der Patient zu diesem Zeitpunkt besonders motiviert bzw. gar nicht motiviert sein, Eigenübungen zu erlernen.

2.5 Grenzen der Angehörigen

Auch Angehörige können sich bereits während des Krankenhausaufenthalts des Lebenspartners, des Kindes oder des Elternteils übermäßig belastet fühlen und ein Beenden der stationären Therapie wünschen. Nicht immer stehen dabei die Interessen der Patienten im Vordergrund. Kranke, die sich ohnehin schuldig fühlen, *weil sie so viel Umstände machen und plötzlich für andere zu einer Last geworden sind*, geraten hier schnell unter moralischen Druck. So können lange Anfahrtswege für Besuche als stark belastend empfunden werden; alte Menschen können solche Besuche vielleicht nur noch machen, indem sie von jüngeren begleitet oder gefahren werden. Oder sie leiden zu Hause an der ungewohnten Einsamkeit. Je nach vorheriger Aufgabenteilung kann es auch sein, dass sie durch die Abwesenheit des Partners den Alltagsaufgaben, mit denen sie plötzlich konfrontiert werden, nicht mehr gewachsen sind.

2.6 Grenzen der Gesundheitseinrichtungen

Basierend auf dem Bobath-Konzept, werden sich alle Gesundheitseinrichtungen, in denen Schlaganfallbetroffene behandelt werden, um ein positives Lernangebot für ihre Patienten „rund um die Uhr" bemühen. Zu dessen Verwirklichung sind hochmotivierte und qualifizierte Mitarbeiter in ausreichender Zahl, eine günstige Umgebung (therapeutisches, aktivierendes Milieu) und eine gute technische Ausstattung nötig. Trotz bester Voraussetzungen sind die Erfolge jedoch davon abhängig, inwieweit es gelingt, den Patienten für eine aktive Mitarbeit zu gewinnen und die Angehörigen dafür, ihn im schwierigen und anspruchsvollen Rehabilitationsprozess zu unterstützen. Vor allem die Einstellung des Patienten zur therapeutischen Pflege und zur aktiven Übungsbehandlung bestimmt, auf welchen Boden das Lernangebot fällt. Das kalendarische Alter spielt dabei eine ganz untergeordnete Rolle, und auch der hirnorganische Befund (Lokalisation und Ausmaß der Schädigung) alleine sagt, wie die Erfahrung lehrt, nichts über den Verlauf der Rehabilitationsbehandlung aus.

2.7 Eigeninitiative stärken, Eigenverantwortung fördern

TIPP Hemiplegiker bedürfen in der akuten Phase selbstverständlich intensiver fachlicher Hilfe. Wenn sich ihr Gesundheitszustand soweit stabilisiert hat, daß sie zunehmend Übungen durchführen können, sollten Therapeuten, Pflegefachkräfte und Ärzte jedoch beginnen, sie nach und nach für eine *aktive* Teilnahme an der Rehabilitation zu gewinnen und ihnen dosiert Verantwortung für sich selbst zu übertragen.

Dies mag auf den ersten Blick banal klingen, ist jedoch für sehr viele Betroffene (und für deren Angehörige) vorerst keine Selbstverständlichkeit. Die Rolle des Patienten wird eher als eine passive verstanden, die der Helfer als eine aktive – hier sogar oft mit übermäßigen Ansprüchen an die Helfer verbunden wie „ständige Verfügbarkeit", „unerschöpfliche Geduld" und „allumfassendes Wissen". In diese tradierten Vorstellungen von Hilfebedürftigen und Helfern fügen sich passive Behandlungsmaßnahmen wie Bettruhe, die Verabreichung von Medikamenten, Massagen und Packungen, ja sogar operative Eingriffe besser ein als aktive Übungen, das selbständige Achten auf günstige Haltungen und Lagerungen, die Umsetzung von Ernährungsempfehlungen oder das Umlernen in Bezug auf alltägliche oder berufliche Gewohnheiten.

Obwohl an Medikamente gemeinhin hohe Erwartungen geknüpft werden und Patienten sichtlich enttäuscht sind, wenn ein Arztbesuch nicht auch in ein entsprechendes Rezept mündet: Studien bringen hinsichtlich der Compliance sogar hier enttäuschende und alarmierende Ergebnisse zutage. Scholz (1999) führt Untersuchungen von Sacket et al. mit folgenden Daten an:

1. „Patienten nehmen ein Viertel der Termine, die sie selbst wünschen und vereinbaren, nicht wahr.
2. Bei Kurzzeitbehandlungen, z. B. Antibiotikatherapie, nimmt die Compliancerate schnell ab. Auch bei kurzfristigen präventiven Maßnahmen (z. B. Immunisierung durch wiederholte Impfung) zeigt sich eine zyklische Abnahme der Compliancerate um insgesamt 25%.
3. Bei längerfristigen präventiven Maßnahmen wird die Hälfte aller vorgeschriebenen Dosierungen nicht eingenommen.
4. Noncompliance bei medikamentösen therapeutischen Maßnahmen liegt im Durchschnitt bei 50% und fällt im Laufe der Zeit weiter ab.
5. Ärztliche Verordnungen zur Veränderung der Lebensgewohnheiten (z. B. Rauchverhalten, Diätverhalten) werden vom Großteil der Patienten nicht befolgt, nur ein minimaler Prozentsatz der Betroffenen hält sich daran.

Im allgemeinen ist der Noncompliance-Anteil der Patienten mit chronischen Krankheitsprozessen noch erheblich größer als bei akuten Erkrankungen."

Für therapeutische Anordnungen und Empfehlungen dürfte die Situation kaum günstiger sein. Scholz erwähnt auch

„Studiendaten, die beweisen, dass z. B. der Intelligenzgrad des Patienten keine wesentliche Beziehung, weder positiv noch negativ, zur Compliance aufweist. Auch soziokulturelle Parameter (Alter, Geschlecht, Bildungsstand, Einkommenshöhe) scheinen wenig Einfluß auf das diesbezügliche Verhalten zu haben."

Statt daraus jedoch den resignativen Schluss zu ziehen, dass es sinnlos sei, ein Eigenprogramm für Hemiplegiker überhaupt anzustreben, sollten

Maßnahmen zur Verbesserung der Compliance überlegt werden. Dabei ist es, Scholz (1999) zufolge, hilfreich, die Gründe mangelnder Compliance nicht ausschließlich in der Persönlichkeit des Patienten, sondern auch im medizinisch-therapeutischen System zu suchen.

2.8 Bisheriger Lebensstil und Kontrollüberzeugungen

Wie eine Person bisher lebte, was ihr wichtig war und wie sie ihren beruflichen und privaten Alltag gestaltete, wird auch Einfluss darauf haben, wie sie sich im Falle von Krankheit und drohender Behinderung verhält und welche Bewältigungsmöglichkeiten sie sieht. Im günstigsten Fall besteht ein hohes Maß an intrinsischer Motivation, gekoppelt an die Überzeugung, (mit geeigneter fachlicher Unterstützung) selbst in der Lage zu sein, an der eigenen Situation etwas zu ändern bzw. sie überhaupt beeinflussen oder kontrollieren zu können. Im ungünstigsten Fall werden Krankheit und Behinderung als schicksalhaft und fortan alles bestimmend erlebt; eine Möglichkeit der eigenen Einflussnahme wird bewusst nicht gesehen. Viele Betroffene werden sich jedoch irgendwo zwischen diesen beiden Polen bewegen, und hier sollten gezielt Motivierungshilfen einsetzen. Denner (1998) berichtet über ein qualitätsgesichertes Konzept, das Rückenschmerzpatienten für ein regelmäßiges lebensstilkompensierendes Training sensibilisiert und motiviert. Als kognitiven Weg sieht er u. a. Aufklärung und Überzeugung von der Notwendigkeit des Trainings anhand eigener (Befund-)Daten und die Entwicklung und Kenntnis der individuellen Idealnormen. Einiges, was er auf emotionalem Weg für wesentlich hält, kann auf Hemiplegiker übertragen werden: intensive Schmerzerfahrungen und deren Reduktion bzw. Beseitigung durch Training, eigene Erfolgserlebnisse und positive Selbsterfahrungen sowie Training in Gesellschaft Gleichgesinnter. Er geht jedoch davon aus, dass (in bezug auf das Training der wirbelsäulenstabilisierenden Muskulatur) ausschließlich intensiv betreutes Training qualitativ hochwertiges und somit effizientes Training sei. Solche Rahmenbedingungen würden sich sicher auch auf die Motivation von Hemiplegikern sehr günstig auswirken, sie dürften aber in der poststationären Phase leider kaum realisierbar sein.

2.9 Erwartungen an Gesundheitseinrichtungen

Dass Gesundheitseinrichtungen allzu oft gar nicht in der Lage sind, jemanden gesund zu machen, liegt natürlich primär nicht an den Einrichtungen selbst. Viele Krankheiten können weder mit Sicherheit verhindert noch vollständig geheilt werden – Krankheit und Behinderung sind leider ein unumstößlicher Bestandteil des Lebens.

Trotzdem werden die meisten Menschen, wenn sie erkranken, zunächst von einer vollständigen Heilung ausgehen, weil sie dies bei (Bagatell-)Erkrankungen bisher bei sich oder anderen so erlebt haben. Bestätigt sich diese Erwartung nicht oder ist der Ausgang der Erkrankung ungewiss, benötigen die Betroffenen Zeit, um sich auf die neue Situation einzustellen.

Es gibt durchaus Bemühungen, Hemiplegikern nach Abschluss der Rehabilitationsbehandlung weiterzuhelfen und sie im Management ihrer Behinderung und in ihrer Lebensführung zu unterstützen.

Von Selbsthilfevereinigungen oder Pharmaunternehmen initiierte Gymnastikgruppen sind an sich begrüßenswerte Initiativen. Das Zusammensein mit Gleichbetroffenen kann sehr anregend sein und kommt dem Bedürfnis vieler Behinderter nach Kontakt und Austausch entgegen. Die in Videofilmen und sonstigen Veröffentlichungen gezeigten Ausschnitte aus den in diesen Gruppen durchgeführten Bewegungsprogrammen sind jedoch aus fachlicher Sicht besorgniserregend und keinesfalls dazu geeignet, dem Halbseitengelähmten einen Ausgleich zu den dominierenden pathologischen Haltungs- und Bewegungsmustern zu bieten. Eine effiziente Dehnung verkürzungsgefährdeter Muskelgruppen bieten sie ebenfalls nicht.

2.10 Verantwortung für das eigene Befinden übernehmen

Indem wir mit dem Angebot eines Eigenprogramms zur Erhaltung der Beweglichkeit an die Verantwortung des Betroffenen für sich selbst appellieren, orientieren wir uns im wesentlichen an einer der Grundmaximen von Rehabilitation:

„Der Erfolg der Rehabilitation hängt auch davon ab, inwieweit der Rehabilitand selbstverantwortlich und aktiv in die Rehabilitation einbezogen und selbst zum Subjekt (und nicht Objekt) des Rehabilitationsprozesses wird. Diese Notwendigkeit der eigenen „Arbeit" an der Gesundung und Krankheitsbewältigung (Coping) muss immer wieder in praktische Maßnahmen umgesetzt werden. Zur Förderung der Selbstverantwortung gehört auch eine Auseinandersetzung mit den subjektiven Krankheitstheorien und den Erwartungshaltungen der Patienten, die eigentlich eher einem passiven Hinnehmen (statt aktivem Mitgestalten) der Behandlung entsprechen oder die sich auf andere Organsysteme als das eigentliche Hauptleiden richten. Im Interesse der aktiven Mitwirkung des Rehabilitanden muss sich die Gestaltung der Rehabilitation an dessen Fähigkeiten und Möglichkeiten orientieren und mit ihm abgestimmt werden. Die Wirkungsweise der einzelnen Therapieelemente muss dem Rehabilitanden verständlich erklärt werden." (Bundesarbeitsgemeinschaft für Rehabilitation, 1994)

Dies gilt sicher für Erwachsene aller Altersstufen; auch alte und sehr alte Menschen haben nicht nur die Pflicht zur aktiven Mitarbeit in der Rehabilitation, sondern auch Wünsche und Ziele, deren Verwirklichung u. a. von ihrem eigenen Engagement abhängen. Bei hochaltrigen Menschen wird man hin und wieder eine Haltung antreffen, die eher als lebensmüde bzw. lebenssatt denn als resignativ zu beschreiben ist und die – für alle Beteiligten berechtigtermaßen – den rehabilitativen Bemühungen enge Grenzen setzt.

Im Zusammenhang mit einer erlittenen Hirnschädigung ist die Frage nach den Fähigkeiten und Möglichkeiten der Betroffenen, für sich selbst wieder Verantwortung zu übernehmen, von besonderer Bedeutung. So können Konzentrationsdefizite oder Störungen im Denken, Planen und Handeln derzeit so ausgeprägt sein, dass die selbständige Durchführung von Übungen, noch dazu auf korrekte Weise, momentan oder auf Dauer nicht möglich ist. Auch hochgradige Schmerzen, massive spastische Reaktionen auf jeden eigenen Bewegungsversuch, ausgeprägte Defizite der Tiefensensibilität oder eine Depression können es erforderlich machen, Eigenübungen vorerst außer Acht zu lassen und erst dann (wieder) aufzugreifen, wenn sich der Zustand gebessert hat.

Ebenfalls als vorübergehend sollten Verhaltensweisen gesehen werden, „die etwa in Anlehnung an die Konfrontation mit dem Tod (Kübler-Ross) mit Leugnung, Depression, Aggression als Abwehrmechanismen" einzustufen sind. Sie sind nicht als stabile Persönlichkeitseigenschaften, sondern als Krisenreaktionen auf abnorme Situationen und damit als temporäre Reaktionsweisen zu sehen, die weitere psychosoziale Unterstützung erforderlich machen (Bundesarbeitsgemeinschaft für Rehabilitation 1994). In Übersicht 2.3 werden mögliche Strategien der Bewältigung einer schweren körperlichen Schädigung und ihrer Konsequenzen aufgelistet:

Sich als jemand begreifen, der nach einem Schlaganfall Lähmungen zurückbehalten wird, heißt auch, realisiert zu haben, dass es sich hierbei nicht nur um ein vorübergehendes Problem handelt.

„Wer damit rechnet, wieder gesund zu werden, versteht sich auch während der Krankheit als prinzipiell Gesunder, der er über kurz oder lang wieder sein wird. Die Krankheit ist für ihn eine vorübergehende Betriebsstörung. Sein Normalzustand ist das Gesundsein. Wer weiß, dass er nicht damit rechnen kann, wieder gesund zu werden, versteht sich anders. Sein Normalzustand ist künftig das Kranksein." (König 1994)

Wer den Gedanken an bleibende Bewegungseinschränkungen noch nicht zulässt, fragt jedoch zu Recht, wozu er *langfristig* Übungen benötigt, wenn das Problem ohnehin bald wieder behoben ist. Patienten dürfen nicht gedrängt werden, etwas zu verstehen, was sie derzeit nicht verstehen möchten. Sie können trotzdem gebeten werden, die Therapie zu unterstützen; der Aspekt der Langfristigkeit wird dann nicht betont.

Wer realisiert, dass die Krankheit nicht folgenlos ausheilt, sondern dass eine Restbehinderung bleibt, wird – vorerst – vielleicht Übungen ablehnen, die lediglich dem Zweck dienen, einer Verschlechterung der Beweglichkeit vorzubeugen. Der Lohn für die Mühe erscheint ihm gering, zumal er die negativen Auswirkungen mangelnder oder einseitiger Bewegung zu diesem Zeitpunkt noch nicht erlebt hat.

> **TIPP** In dieser Phase ist es wichtig für die Betroffenen zu erfahren, dass die Erhaltung der passiven Beweglichkeit und die Vermeidung von Schmerzen Voraussetzung für weitere partielle Verbesserungen ist, wie sie sich in der Zukunft durchaus noch ergeben können.

Übersicht 2.3.
Möglichkeiten der Bewältigung einer schweren körperlichen Schädigung und ihrer Konsequenzen (Bundesarbeitsgemeinschaft für Rehabilitation 1994)

- Leugnen bzw. Minderung der Schwere der Krise
- Suche nach relevanter Information, effektiver Gebrauch intellektueller Ressourcen
- Einholung emotionaler Unterstützung und Rückversicherung
- Orientierung an zeitlich überschaubaren, konkreten Zielen
- „Durchspielen" alternativer Möglichkeiten
- Entwicklung und Finden eines umfassenden Sinn- und Bedeutungszusammenhanges

Es ist (fast) nie zu spät

Wenn Betroffene während ihrer ersten Rehabilitationsbehandlung nach dem Schlaganfall keine Chance hatten, ein Eigenprogramm zu erlernen oder es zum damaligen Zeitpunkt ablehnten, kann auch zu einem späteren Zeitpunkt damit begonnen werden. Bis dahin eingetretene Verkürzungen des Kapsel-Band-Apparats und der Muskulatur sowie schmerzhafte Bewegungseinschränkungen müssen dann natürlich parallel dazu behandelt werden.

> Dafür, lieber spät als gar nicht zu beginnen, sprechen im Wesentlichen 2 Gründe:
> - Zum einen werden eingetretene Bewegungseinschränkungen eher fortschreiten als stillstehen,
> - zum anderen können auch noch nach langer Zeit funktionelle Verbesserungen erreicht werden.

Voraussetzung dafür ist natürlich, dass die wiederkehrende aktive Beweglichkeit aufgrund ausreichender passiver Beweglichkeit überhaupt genutzt werden kann.

2.11 Unterstützung durch Angehörige

In der Regel erfahren die Betroffenen in dieser krisenhaften Lebenssituation emotionale Unterstützung durch Angehörige, nahe Freunde und Arbeitskollegen. Durch ihre Besuche, durch Zuwendung und kleine Dienstleistungen signalisieren sie: „Wir stehen zu dir, auch wenn du krank bist." In diesem Sinne würden wohl auch gerne einige die Therapie unterstützen und ein paar (ungefährliche) Übungen mit dem Kranken durchführen. So bekäme der Besuch noch einen zusätzlichen Sinn, und auch da, wo man sich nicht unterhalten kann (Aphasie) oder einmal der Gesprächsstoff knapp wird, weil man derzeit keine gemeinsamen Alltagserlebnisse hat, wäre die zusätzliche Aufgabe vielleicht zeitfüllend und -strukturierend. Allerdings müsste dieser Wunsch von beiden Beteiligten ausgehen und dürfte von den Angehörigen nicht als zusätzliche Belastung empfunden werden. Angehörige sind gerade jetzt vielleicht auch nicht sehr belastbar; vielmehr tragen sie zusätzliche Verantwortung und müssen gleichzeitig häufig mit eigenen Zukunftsängsten fertigwerden.

Angehörige haben jedoch nicht immer einen positiven Einfluss auf den Rehabilitationsverlauf und die Motivation des Betroffenen. Unaufgeklärtheit oder ganz persönliche, eigene Vorstellungen vom Charakter der Krankheit und der notwendigen Therapie führen auch dazu, dass sie den Betroffenen falsch beraten. Nicht selten werden Ratschläge gegeben, die zu Über- oder Unterforderung führen, oder es werden Personen aus dem Bekanntenkreis zum Vergleich herangezogen, deren Krankheitsverlauf trösten, anspornen oder die Wirksamkeit einer ganz anderen als der aktuell angebotenen Therapieform beweisen soll. Oder der Betroffene wird zusätzlich unter Leistungsdruck gesetzt, indem man ihn mit den Worten: „Wenn du dir nur tüchtig Mühe gibst, wirst du auch wieder gesund werden", anspornen und ermutigen möchte; dies wird jedoch auch bei größtmöglicher Anstrengung nicht zu erreichen sein. Problematisch ist auch, wenn kranke Eltern von den Kindern mitgeteilt bekommen, sie könnten nach Abschluss der Behandlung in der Wohnung der Kinder aufgenommen werden, aber nur, wenn beispielsweise ein selbständiger Toilettengang möglich wäre. Für den einen mag dies tatsächlich ausgesprochen motivierend sein, ein anderer hat das Gefühl, diesen Ansprüchen nicht genügen zu können oder nur geliebt zu werden, wenn er ihnen genügt, und zieht sich verbittert in eine passive Krankenrolle zurück. Bei jüngeren Paaren oder bei Paaren mit sehr großem Altersunterschied hat der Behinderte (häufig der Ältere) zusätzlich Angst, den Partner oder die Partnerin zu verlieren.

! Auch geringste Hinweise auf eine mögliche Paardynamik dieser Art sollten uns zu äußerster Zurückhaltung, was das Einbeziehen des Partners in Übungen betrifft, veranlassen.

Wenn der gesunde Partner Übungsvorschläge macht, Korrekturen während der Ausübung vornehmen möchte oder auch nur daran erinnert, dass es wieder an der Zeit für die Übungen sei, kann dies beim Kranken ausgesprochen negative Gefühle auslösen.

3 Worauf es ankommt: Probleme durch Hemiplegie

Menschen mit einer Hemiplegie haben so typische Haltungs- und Bewegungsreaktionen, dass es in gewisser Weise gerechtfertigt ist, von „dem" Hemiplegiker zu sprechen. Begegnen wir jemandem mit Hemiplegie auf der Straße oder im Supermarkt, können wir dies an den charakteristischen pathologischen Bewegungssynergien und Kompensationsmechanismen erkennen und kämen beispielsweise nicht auf die Idee, dass die beobachteten Bewegungsprobleme durch eine periphere Nervenläsion, eine Parkinson-Erkrankung oder durch zuviel Alkohol im Blut verursacht wären. Dieses Bewegungsverhalten ist relativ unabhängig vom Schweregrad der Behinderung: Auch bei Hemiplegikern mit geringer (Rest-)Symptomatik zeigen sich die typischen Bewegungseinschränkungen in Situationen mit höheren Anforderungen noch deutlich.

3.1 Typische Bewegungseinschränkungen und ihre Folgen

➡ **Jede Struktur des Körpers wird sich mittel- und langfristig verändern, wenn sie nicht ihrer Natur entsprechend genutzt werden kann.**

Nachlassende Dehnfähigkeit passiver Strukturen bis hin zu Kontrakturen ergeben sich bei Hemiplegie vorrangig durch die typischen spastischen Muster, wie sie im Wesen der Erkrankung begründet sind (Tabelle 3.1).

Die Beschreibung der typisch spastischen Hüftgelenkstellung mag auf den ersten Blick verwundern, sehen wir doch täglich Patienten im Liegen, Sitzen und Stehen, deren Bein sich häufiger unkontrolliert in Abduktion und Außenrotation befindet statt in Adduktion und Innenrotation. Diese Fehlstellung ist jedoch in aller Regel lediglich Folge des stark retrahierten Beckens: Das Bein muss der Beckenfehlstellung folgen und *erscheint* deshalb abduziert und außenrotiert. Wenn wir bei korrigierter Beckenstellung die Adduktoren und Innenrotatoren des Patienten passiv bewegen, werden wir stets einen abnorm hohen Widerstand gegen die Abduktion und häufig einen ebensolchen gegen die Außenrotation feststellen.

Davis (1986) beschreibt zusätzlich Bewegungssynergien (Tabelle 3.2), die typischerweise bei Hemiplegie auftreten und nicht ausschließlich über einen pathologisch erhöhten Muskeltonus zu erklären sind. Vielmehr gelingt es dem Betroffenen nicht mehr, ehemals gelernte und automatisierte Bewegungsmuster in ihrer ganzen Vielfalt abzurufen. Lediglich der Zugriff auf einige wenige Synergien ist noch möglich, und auch dies ist meist mit großer Anstrengung verbunden. Unangemessene Anstrengung, z. T. mit überhöhtem Muskeltonus, fehlende Variabilität und Misserfolg

Tabelle 3.1. Typische spastische Muster. (Nach Davies 1986)

Körperabschnitt	Spastisches Muster
Kopf	Lateralflektion zur betroffenen Seite und Rotation zur nichtbetroffenen Seite
Rumpf	Lateralflektion, Retraktion
Obere Extremität (Flektionsmuster)	
Skapula	Retraktion, Depression
Humeroskapulargelenk	Innenrotation, Adduktion
Ellbogen	Flektion
Unterarm	Pronation (manchmal auch Supination)
Handgelenk	Palmarflektion, Ulnardeviation
Fingergrundgelenke	Flektion, Adduktion
Fingermitte- und Endgelenke	Flektion
Daumen	Flektion, Adduktion
Untere Extremität (Extensionsmuster)	
Becken	Retraktion, Elevation
Hüftgelenk	Extension, Adduktion, Innenrotation
Knie	Extension
Fuß	Plantarflexion (gesenkt), Inversion
Zehen	Flektion, Adduktion, evtl. positiver Babinski-Reflex – dadurch Großzehe in Extension, die übrigen Zehen gespreizt

(weil unfunktionell) kennzeichnen diese Synergien als pathologisch, obwohl Einzelkomponenten durchaus den normalen Bewegungsmöglichkeiten entsprechen.

Durch die gestörte zentrale Innervation befinden sich die Muskelschlingen und ihre Synergisten in einem Zustand der Dysbalance und können so nicht optimal arbeiten. Und wenn mit der betroffenen Körperhälfte aktive Bewegungen möglich sind, so doch selten über ganze Muskelketten hinweg.

DEFINITION *Muskelschlingen*: Agonist und Antagonist in gemeinsamer Betrachtung. Kontrahieren sich Agonist und Antagonist zeitgleich, ergibt sich eine Haltefunktion; kontrahieren sie sich nacheinander bzw. abwechselnd, führt dies zu einer Bewegung.

DEFINITION *Muskelkette*: Über mehrere Gelenke ziehende („Etagenfunktion"), in ihrer Wirkungsweise ineinandergreifende, eng miteinander verbundene Muskeln, auch Zusammenschluss von eingelenkigen Muskeln zu zweigelenkigen Bewegungen.

Die Betroffenen können das aktive Bewegungsausmaß ihrer Gelenke somit kaum selbst ausschöpfen. Mit Hilfe ihrer Therapeuten gelingt dies zwar, jedoch oft nicht in befriedigender Intensität, was die Behandlungshäufigkeit und -dauer betrifft. Als Folge davon verkürzt sich die Muskulatur. Dabei hat der Verlust der vollen passiven Beweglichkeit erhebliche Konsequenzen.

Tabelle 3.2. Massensynergien bei Hemiplegie der oberen und der unteren Extremität. (Nach Davies 1986)

Körperabschnitt	Flexorsynergie	Extensorsynergie
Obere Extremität		
Skapula	Eleviert und retrahiert	Protrahiert und deprimiert
Schulter	Abduziert und außenrotiert (bei Hypertonus innenrotiert)	Innenrotiert und adduziert
Ellbogen	Flektiert	Extendiert
Unterarm	Supiniert (bei Hypertonus proniert)	Proniert
Handgelenk	Flektiert	Tendenziell extendiert (bei Hypertonus flektiert)
Finger	Flektiert und adduziert	Flektiert und adduziert
Daumen	Flektiert und adduziert	Flektiert und adduziert
Untere Extremität		
Becken	Retrahiert und hochgezogen	
Hüfte	Abduziert und außenrotiert	Extendiert, innenrotiert und adduziert
Knie	Flektiert	Extendiert
Fuß	Dorsalflektiert (gehoben) in Supination	Plantarflektiert (gesenkt) mit Inversion
Zehen	Extendiert (bei Hypertonus flektiert), Großzehe kann gestreckt sein	Plantarflektiert und adduziert, Großzehe kann gestreckt sein

3.2 Assoziierte Reaktionen

Unter bestimmten Umständen, die sich innerhalb von 24 h sehr häufig ergeben, kommt es bei Hemiplegikern zu einer zusätzlichen, manchmal sehr ausgeprägten spastischen Reaktion. Typische Auslöser für assoziierte Reaktionen sind Lachen, Husten, Niesen, Weinen, große Freude, Erschrecken, Anstrengung (besonders einseitig, mit der weniger betroffenen Körperhälfte).

Die beschriebenen spastischen Muster sind an sich relativ stereotyp, das Ausmaß der pathologischen Tonuserhöhung ist dabei jedoch keineswegs statisch. Bewegungs*vorstellungen* und tatsächlich ausgeführte Bewegungen bzw. Bewegungsversuche führen zu jeweils typischen Erregungsmustern in Muskelgruppen. Kann das Gehirn seine Kontroll- und Steuerfunktionen ungehindert ausführen, kommt es zu begrenzter Erregung und fein abgestimmter Tonusregulierung in der beteiligten Muskulatur. Bei gestörter zentralnervöser Steuerung entfallen z. T. hemmende Einflüsse, und die an sich für die Bewegung nötige Erregung breitet sich ungehindert über weitere Muskeln aus (abnorme Irradiation) und (ver)hindert oft sogar deren Ausführung (Davies 1986; Perfetti 1997).

> **Die Neigung zu assoziierten Reaktionen ist von Person zu Person unterschiedlich ausgeprägt; die Reizschwelle für das Auftreten kann durch Therapie deutlich herabgesetzt werden.**

Trotzdem müssen assoziierte Reaktionen als ein wesentlicher Faktor bei der Entstehung von Kontrakturen angesehen werden, da sie die individuellen spastischen Muster immer wieder verstärken.

3.3 Nachlassende rehabilitative Bemühungen

Die Beherrschung assoziierter Reaktionen sowie der Umgang mit der pathologischen Tonuserhöhung „an sich" nimmt in der Therapie einen großen Raum ein. Bewegungen (mit angemessenem Muskeltonus) müssen jedoch *sehr häufig* und immer wieder auch in kleinen Abwandlungen wiederholt werden, bis sie – erneut – automatisiert sind.

> **!** **In der Regel müssen wir unsere Patienten aus der voll- oder teilstationären (täglichen) Therapie entlassen, bevor sie auch nur die kleinste Chance hatten, Bewegungsabläufe zu routinieren und zu automatisieren.**

Viele Menschen haben nicht die finanziellen Möglichkeiten, mit privaten Mitteln für eine intensive weitere Therapie zu sorgen. Manche könnten sich dies wohl erlauben, sie erkennen jedoch nicht die Dringlichkeit und können die Spätfolgen fehlender Therapie nicht abschätzen. Oder sie können schlichtweg nicht einsehen, dass sie trotz der Einzahlungen in die Krankenversicherung zusätzlich etwas in ihre Gesundheit investieren sollen. Hier wird ein grundsätzliches Umdenken erforderlich sein, denn die Krankenversicherung kann wohl in der Tat nicht mehr alles bezahlen, was nötig oder wünschenswert ist.

Ausgestattet mit vielen Verhaltens- und Therapieempfehlungen und guten Vorsätzen verlassen Patienten die Klinik oder beenden vorläufig eine ambulante Therapie. Da es jedoch viel intrinsischer Motivation und Energie bedarf, den Empfehlungen zu folgen, den Alltag neu- oder umzuorganisieren, Handlungsabläufe anders zu gestalten als vor der Erkrankung, wird vieles davon nicht umgesetzt. Äußere Umstände erschweren zudem oft die Verwirklichung der guten Vorsätze.

3.4 Folgen körperlicher Inaktivität und Fehlbelastungen

Schon relativ gesunde Menschen mit strukturell guten Bewegungsmöglichkeiten erleiden Nachteile, wenn sie sich nicht ausreichend bewegen, und dies in jedem Alter. Beruf und Freizeitverhalten führen daneben nicht nur zu Bewegungsmangel, sondern zusätzlich zu Fehlbelastungen durch Überlastung von Körperstrukturen und -systemen.

➡ **Die Folgen körperlicher Inaktivität oder Fehlbelastung sind vielfältig und auch vielfach belegt. Hemiplegiker haben ein besonderes Risiko sowohl für Inaktivität als auch für Fehlbelastung.**

Für die Älteren unter ihnen entfallen oder entfielen schon vor der Erkrankung berufliche und familiäre Verpflichtungen, die eine gewisse körperliche

Beweglichkeit mit sich bringen. Jüngere Hemiplegiker können evtl. nicht an ihren Arbeitsplatz zurückkehren, und da sie auf dem heutigen Arbeitsmarkt leider auch nicht wirklich gebraucht werden, gibt es allzu oft keinen ernsthaften Versuch einer beruflichen Rehabilitation. Wer im eigenen Betrieb, in Familie, Haushalt oder Garten ein neues, der Behinderung angepasstes Betätigungsfeld findet, wird dadurch immer wieder einen Grund haben, sich zu bewegen. Wer hingegen tagsüber besonders viel sitzt und halbe Tage auf dem Bett oder dem Sofa liegt, wird weiter an Beweglichkeit und Kondition verlieren. Die Überwindung von ein paar Treppenstufen wird dann schon bald zu einer schweißtreibenden Angelegenheit. Ein körperlich ausgesprochen inaktiver Lebensstil geht zudem oft mit übermäßigem Konsum (Fernsehen, Essen, Nikotin, alkoholische Getränke, ggf. Schmerzmittel, Schlafmittel) einher, und dies um so mehr, wenn der Konsum einen Ausgleich für Langeweile und fehlende Perspektiven schaffen soll.

Selbstverständlich kann ein Mensch mit stark eingeschränkter Beweglichkeit *geistig* ausgesprochen aktiv sein, indem er die bisherigen, an körperliche Tätigkeit gebundenen oder von ihr abhängigen Aktivitäten ersetzt durch die intensive Nutzung vorhandener Medien und Kommunikationsmittel und sich somit neue Lebens- und Wissensbereiche erschließt. Die alten Menschen mit Hemiplegie werden dies jedoch nur noch in sehr begrenztem Umfang tun. Und einigen der jüngeren Betroffenen werden durch fortbestehende kognitive und neuropsychologische Einschränkungen in der Nutzung enge Grenzen gesetzt sein. Aber auch wenn es gelingt: Die körperlichen Folgen fehlender Bewegung blieben die gleichen.

➡ **Die Fehlbelastungen ergeben sich im wesentlichen durch erzwungene kompensatorische, asymmetrische Bewegungen und eine damit verbundene erhöhte Bewegungsanstrengung.**

So klagen viele Betroffene über schmerzhafte Verspannungen im Schulter-Nacken-Bereich der weniger betroffenen Seite, über Schmerzen im Handgelenk der weniger betroffenen Seite durch Benutzung einer Gehhilfe und über Rückenschmerzen bei längerem Stehen und Gehen. Auch Knieschmerzen auf der weniger betroffenen Seite – besonders bei Älteren – sind nicht selten. Die gesamte weniger betroffene Körperhälfte befindet sich oft in starker Anspannung; die Muskulatur kann schlecht entspannt werden und hat ebenfalls an Dehnfähigkeit verloren.

4 Was ein Eigenprogramm leisten kann und wann erneut professionelle Hilfe erforderlich ist

➡ **Durch täglich oder zumindest mehrmals wöchentlich ausgeführte Dehnübungen können sich Hemiplegiker passiv beweglich halten.**

Viele Betroffene sind in der Lage, zu diesem Zweck eine kleine Anzahl von Dehnungsübungen zu erlernen und in ausreichender Qualität ohne fremde Hilfe auszuführen. Ob dies ausschließlich zusätzlich zur wöchentlichen Therapie erfolgen soll oder auch geeignet ist, eine Therapiepause zu überbrücken, kann nur individuell entschieden werden.

TIPP Wichtig ist, dass eine Fachperson die Ausführung der Übungen in gewissen Zeitabständen überprüft und das Übungsprogramm ggf. ändert, indem sie es einem verbesserten Bewegungsausmaß anpasst und die Anforderungen etwas steigert.

Hat sich die passive Beweglichkeit verschlechtert oder sind Schmerzen aufgetreten, muss unbedingt erneut eine Therapie erfolgen, um zumindest den früheren Zustand wieder zu erreichen.

4.1 Von nachgeordneter Bedeutung

Im Prinzip könnte ein Eigenprogramm auch Übungen zur Verbesserung der aktiven Beweglichkeit enthalten. Zurückhaltung ist hier jedoch aus folgenden Gründen geboten:
- Eine Überfrachtung des Programms mit zu vielen Übungen wirkt demotivierend; auch die Kernübungen werden dann nicht mehr durchgeführt.
- Aktive Übungen müssen in kurzen Zeitabständen überprüft und verändert werden, um (erneut) einen Trainingseffekt zu haben.
- Da Hemiplegiker krankheitsbedingt die Qualität ihrer Bewegungen nur sehr bedingt kontrollieren können, müssen die ausgewählten Übungen viele externe Hilfen bieten, so dass erwünschte Haltung und Bewegung überprüfbar werden.

TIPP Wünschenswert sind aktive Übungen als Hausaufgabe, während sich der Patient ohnehin noch in stationärer oder ambulanter Therapie befindet und eine zeitlich dichte Anleitung, Überprüfung und Adaption möglich sind.

Die Vorteile liegen nicht nur darin, den Patienten frühzeitig zur aktiven Mitarbeit zu gewinnen und ihn damit sukzessive zu seinem eigenen Therapeuten zu machen. Zusätzlich wird der Wert wiederholenden Übens im sensomotorischen Lernen zunehmend (wieder) erkannt. B. Bobath wies bereits 1973, allerdings eher beiläufig, darauf hin, dass viele Wiederholungen derselben Bewegungen nötig sind. Dies fand in den Folgejahren nicht immer genügend Beachtung.

5 Anleitung zur individuellen Lagerung

Im Gegensatz zu ebenfalls denkbaren Dehnlagerungen sind unter den hier aufgeführten Lagerungen *Ruhe*lagerungen gemeint. Vor allem solche Behandlungskonzepte, die sich sowohl an mehrere Berufsgruppen wenden als auch an die aktive Mithilfe der Betroffenen und ggf. der Angehörigen appellieren, enthalten Lagerungsempfehlungen über die Therapiezeit hinaus. Je nach theoretischem Hintergrund mag es unterschiedliche Grundlagerungsarten geben, die empfohlen werden. Unabhängig davon ist es wichtig, die jeweils gewählten Lagerungsarten so zu gestalten, dass sie individuelle Wünsche und Besonderheiten berücksichtigen, ohne die erhoffte Wirkung gänzlich aufzugeben.

➡ **Nur wenn die Lagerung individuell gestaltet ist, können wir Therapeuten hoffen, dass sie vom Patienten angenommen und über lange Zeit akzeptiert wird.**

5.1 Warum überhaupt Lagerung?

Unter Therapeuten und Pflegefachkräften bestand schon immer Einigkeit darüber, dass (vorübergehend) immobilisierte Menschen in spezieller Weise gelagert werden sollten.

> **TIPP** Die gewählte Lagerungsvariante soll in der Lage sein, Krankheitsfolgen zu mildern, Sekundärerkrankungen (Dekubiti, Kontrakturen) zu verhüten, Schmerzen vorzubeugen oder sie zu lindern und das allgemeine Befinden zu verbessern.

Menschen mit einer Hemiplegie sind auch nach Akut- und Rehabilitationsbehandlung nicht voll „mobil". Vielmehr bewegen sie sich wahrscheinlich insgesamt weniger als vor der Erkrankung, vor allem aber sind Körperhaltung und Bewegungen asymmetrisch und auf der betroffenen Körperhälfte wenig ausgiebig (sofern sie überhaupt alle Körperabschnitte aktiv bewegen können).

➡ **Je ausgeprägter der Paresegrad, desto größer die Gefahr, dass sich auch das passive Bewegungsausmaß zunehmend verringert.**

Die typischen Kontraktionsgefahren ergeben sich direkt aus pathologischen Synergien, allen voran die typischen spastischen Muster. Bei manchen Menschen entwickeln sich Kontrakturen rascher als bei anderen (so wie auch die Anfälligkeit für Dekubiti interindividuell verschieden ist). Warum dies so ist, lässt sich nicht begründen. Grundsätzlich müssen wir jedoch davon ausgehen, dass eine Hemiplegie stets das zusätzliche Risiko von Kontrakturen mit sich bringt. Ein relativ mobiler Patient hat vielleicht „nur" eine verklebte oder geschrumpfte Schultergelenkkapsel oder eine Kontraktur im oberen Sprunggelenk. Der stark betroffene Hemiplegiker verliert ohne entsprechende Lagerung zusätzlich die volle Beweglichkeit seiner Hüftgelenke und der Wirbelsäule.

5.2 Ist Lagerung irgendwann überflüssig?

Diese Frage muss leider mit „nein" beantwortet werden. Bei relevanten Einschränkungen der aktiven Beweglichkeit bleibt auch die passive Beweglichkeit stets gefährdet. Der Körper kennt diesbezüglich keinen Stillstand. Doch es gibt noch einen zweiten gewichtigen Grund dafür, Lagerungen beizubehalten. Es ist leider nicht selbstverständlich, dass sich der Zustand eines Menschen mit Hemiplegie nach Abschluss einer intensiven Therapie weiter bessert. Ein schon beschriebenes Nachlassen der eigenen Bemühungen, verbunden mit unausweichlich kompensatorischen Bewegungen – nun aber ohne die ausgleichende dichte Therapie – bringen es mit sich, dass sich bei vielen Hemiplegikern die Bewegungsmöglichkeiten zu Hause wieder verschlechtern.

Ein weiterer möglicher Grund für Verschlechterungen liegt in zusätzlichen bzw. erneuten Erkrankungen oder Verschlechterungen vorbestehender Erkrankungen. Dabei muss es sich keineswegs um einen Re-Insult handeln. Auch banale Erkrankungen und Befindlichkeitsstörungen können eine Leistungseinbuße und zunehmende Immobilität begünstigen. Wenn die Betroffenen (wie im Alter fast die Regel) mehrere behandlungsbedürftige Krankheiten haben, ist die Gefahr, dass sich ihr Zustand verschlechtert, ständig gegeben.

Empfohlene Lagerungsvarianten

Die Lagerungsempfehlungen richten sich jeweils nach theoretischem Hintergrund und somit Sichtweise und Interpretation der Probleme. Durch das Bobath-Konzept wurde die Lagerung von Hemiplegikern revolutioniert; die von Berta Bobath entwickelten Grundzüge der Lagerung wurden und werden noch immer modifiziert und verfeinert. Besonders die Analyse, Interpretation und Bewertung pathologischer Reflexmechanismen brachten es mit sich, dass spezielle, therapeutisch wirksame Grundlagerungsarten entwickelt wurden. Die konzepttypische Betrachtungsweise wirkte sich u. a. auch dergestalt aus, dass Fußbretter und Handrollen, weil eher reflexverstärkend, aus dem Lagerungsrepertoire entfernt und für die Rückenlage negative Auswirkungen postuliert wurden.

Die Grundlagerungsarten (nach therapeutischer Wirksamkeit in absteigender Reihenfolge) sind in Übersicht 5.1 dargestellt.

Auch die Kopiervorlagen im Anhang sind in dieser Reihenfolge geordnet, zusätzlich wurde bei der Reihenfolge berücksichtigt, dass meist zuerst die Idealform gezeigt wird und sich im Verlauf der Abbildungen mehr und mehr Kompromisse ergeben.

Übersicht 5.1.
Grundlagerungsarten (nach therapeutischer Wirksamkeit in absteigender Reihenfolge)

- Liegen auf der betroffenen Seite
- Liegen auf der weniger betroffenen Seite
- Rückenlage

Unter Pflegefachkräften wurde in der Vergangenheit immer einmal wieder die vermeintliche Schädlichkeit der Bobath-Lagerungen als „90°-Lagerungen" diskutiert.

! **Korrekt durchgeführte Bobath-Seitlagerungen sind keine 90°-Lagerungen!**

Bei der korrekt durchgeführten Lagerung auf der betroffenen Seite sind Schultergürtel und Becken versetzt gelagert: Das Gewicht des oberen Rumpfes wird nach hinten (dorsal) auf Lagerungskissen abgeleitet, das Becken liegt im Winkel von 80–85° zur Unterlage. Dadurch verteilt sich der Auflagedruck sowohl im Bereich der Schulter als auch am Oberschenkel und Becken flächig, zusätzlich ergibt sich eine therapeutisch erwünschte Rotation der Wirbelsäule. Die Lagerung auf der weniger betroffenen Seite ist u. a. dadurch gekennzeichnet, dass der Betroffene mit der ganzen obenauf liegenden Körperhälfte in einem Winkel von 60–80° zur Unterlage auf Bein-, Bauch- und Armkissen liegt.

Grundsätzlich stehen als Varianten auch die 30°-Seitlagen zur Verfügung. Hierauf wird man zurückgreifen, wenn eine der Bobath-Seitlagen vorübergehend nicht vertragen oder toleriert wird.

Lagerungsmaterial (Abb. 5.1)

Grundsätzlich werden keine Spezialkissen für die Lagerung benötigt; haushaltsübliche Kissen und Decken in ausreichender Zahl können sehr gut verwendet werden. Besonders gut geeignet sind Kopfkissen in der Größe 80×80 cm sowie zusammengelegte Einzieh- oder Dralondecken. Ein Frotteetuch und ein bis zwei kleine Kissen (etwa 40×40 cm) ergänzen die Ausstattung. Bevor Patienten oder Angehörigen evtl. die Anschaffung von Lagerungsmaterial geraten wird, sollte daher immer nach Vorräten im Haushalt (Gästebett, Sommer-/Winterausstattung) gefragt werden.

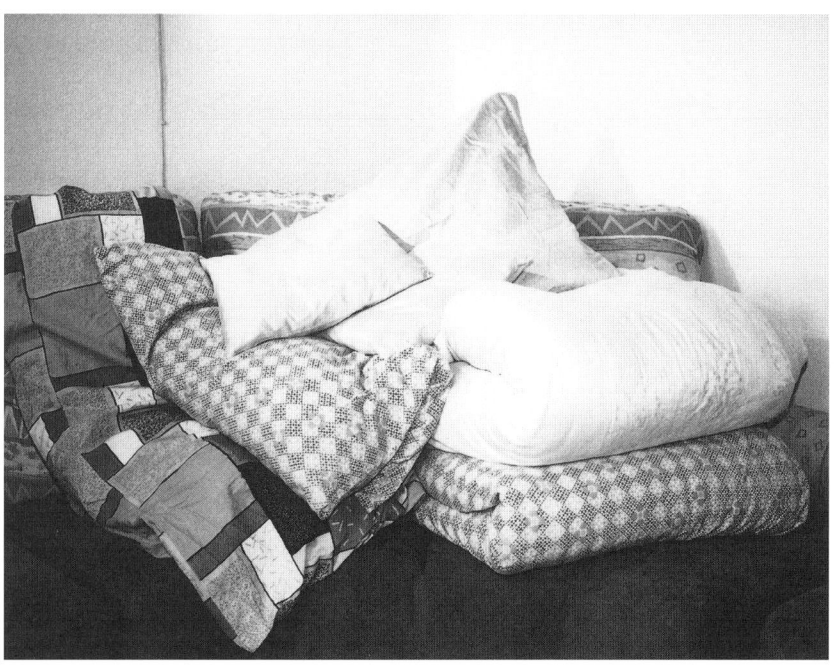

Abb. 5.1.
Lagerungsmaterial

Individuelle Abwandlungen bei Schmerzen

Wenn Hemiplegiker bewegungs- und lagerungsabhängige Schmerzen haben, dann meist in der betroffenen Schulter, im Rücken oder in der betroffenen Hüfte.

! **Treten Schmerzen bei „lehrbuchmäßiger" Lagerung auf, so ist es sinnlos und kontraproduktiv, darauf zu bestehen, die Lagerung unverändert beizubehalten.**

Ruft die gewählte Lagerung Schmerzen hervor, ist nicht nur die zukünftige Mitarbeit des Patienten in Gefahr. Schmerz führt auch (reflektorisch) zu vermehrter Muskelanspannung, die sich wiederum auf der betroffenen Seite – in typischem Verteilungsmuster – in Form von Spastizität zeigen wird. Es gilt also, einen schmerzfreien und dennoch wirkungsvollen Lagerungskompromiss zu finden. Wer Schmerzen hat, sollte gemeinsam mit dem Therapeuten nach dem *kleinstmöglichen* Kompromiss suchen. Für manche Betroffenen (nicht selten auch für Angehörige, ja sogar für Therapeuten) besteht der einzig denkbare Kompromiss in der Rückenlage, statt die Seitlagen bedarfsgerecht abzuwandeln. Es sollte jedoch alles darangesetzt werden, Alternativen zur Rückenlage zu entwickeln. Entgegenkommen, Phantasie und Einfühlungsvermögen sind dabei eine große Hilfe, zumal die Lösung des Problems meist nicht rein technischer Art ist.

TIPP Nur wenn Therapeuten selbst von der Wirksamkeit und somit Wichtigkeit der Seitlagen überzeugt sind, werden sie diese Überzeugung auch ausstrahlen und somit motivierend wirken.

Wurde ein gut verträglicher Kompromiss gefunden, sollte er von Zeit zu Zeit auf seine Notwendigkeit hin geprüft werden, damit er nicht unnötig lange beibehalten und somit allmählich zur festen Gewohnheit wird.

Individuelle Abwandlungen zugunsten selbständiger Lagerung

Sobald Patienten wieder in der Lage sind, sich im Bett selbständig zu drehen, möchten sie – nur allzu verständlich – ihre Lage mehr und mehr selbst bestimmen und sich letztlich auch, unbehindert durch Lagerungsmaterial, zu jeder Zeit drehen können. Für die Seitlagen sollte vorrangig versucht werden, dass der Betroffene zwar weiterhin mit den unteren Extremitäten in Schrittstellung liegen kann, jedoch ohne Beinkissen auskommt. Um dies beschwerdefrei tun zu können, ist ein gewisses Maß an Mobilität vorrangig im Rücken, aber auch in den Hüftgelenken erforderlich.

➡ **Voraussetzung für die Lage auf der betroffenen Seite ist es,** *selbständig die Skapula in Protraktion zu bringen.*

Häufig gelingt dies nicht als selektive Bewegung. Über 2 Wege kann es letztlich vielleicht doch erreicht werden:
- *Durch Vorbereitung in Rückenlage vor dem Drehen:* Der Betroffene führt den betroffenen Arm mit Hilfe der anderen Hand in die

Höhe Richtung Zimmerdecke; er umfasst dafür das Handgelenk des betroffenen Arms. Indem er die erhobenen Arme mehrmals langsam zwischen Körpermitte und weniger betroffener Körperhälfte hin und her bewegt, verschiebt er die Skapula auf dem Thorax in Ab- und Adduktion unter Betonung der Abduktion. Um sich zu drehen, lässt er zuerst die angewinkelten Beine oder das eine angewinkelte Bein zur Seite sinken und hält währenddessen die Arme weiterhin zur Zimmerdecke gestreckt in die Gegenrichtung. Erst nach ausgiebiger Drehung des Unterkörpers folgt er mit oberem Rumpf und den Armen. Hält er diese Bewegungsabfolge ein, kommt er schon mit recht guter Protraktion in der Seitlage an; zumindest ist ein Ablegen auf die retrahierte Skapula ausgeschlossen. *Zusätzlich kann er nun durch mehrmaliges Bewegen des Rumpfes* (kleine Drehbewegungen vor und zurück) *gegen den liegenden und im wesentlichen plazierten Arm die Protraktion weiter verbessern.*

- Für das Drehen auf die weniger betroffene Seite ist es ebenfalls von großer Bedeutung, dass die *Skapula in die Protraktion gebracht* wird. Dies wird erreicht, indem der Betroffene hierfür die Drehung mit den Armen einleitet und erst danach den Unterkörper folgen lässt.

Für beide Seitlagen muss als Minimalausstattung ein geeignetes Armkissen in greifbarer Nähe liegen, ggf. auf extra zu diesem Zweck aufgestellten Stühlen am Bettrand links und rechts. Wenn die Stühle Armlehnen haben (und ohnehin eine Rückenlehne), ist ein versehentliches Herabfallen der Kissen (bei ungeschicktem Zufassen z. B. nachts) weniger wahrscheinlich als bei einem Hocker.

Der selbständige Lagewechsel im Bett ist subjektiv von so hohem Wert, dass notfalls auch Hilfsmittel gezeigt und akzeptiert werden sollten, die ansonsten aus therapeutischen Gründen nur ungern eingesetzt werden. So kann eine an der Wand montierte Griffstange das Drehen ebenso ermöglichen wie ein Bettgitter; auch die Triangel (Bettgalgen) kann hierfür hilfreich sein (während sie sich als Kompensationshilfe zum Verlassen des Bettes nicht bewährt hat).

TIPP Besonders intensiv muss mit dem Betroffenen geübt werden, wie er während eines selbständigen Lagewechsels mit einem Hilfsmittel den betroffenen Arm schützt.

Therapeut und Patient müssen sich darüber im Klaren sein, dass mit dem Einsatz solcher Hilfsmittel die Chancen ausgesprochen schlecht sind, den normalen Bewegungsablauf doch noch wieder zu erlernen: Drehen über Rotation statt über eine En-bloc-Bewegung des ganzen Körpers. Wenn das Drehen nicht auf normale Weise, sondern nur über einen kraftvollen Einsatz der weniger betroffenen Extremitäten durchgeführt werden kann, reagiert die betroffene Körperhälfte darauf in der Regel mit einer pathologischen Tonuserhöhung. Legt die bisherige Entwicklung den Schluss nahe, dass ein normales Drehen voraussichtlich nicht wieder unabhängig von fremder Hilfe ausgeführt werden kann, muss dies vielleicht in Kauf genommen werden. (Nächtliche) Schonung der Angehörigen kann ein weiterer wichtiger Grund für eine solche Entscheidung sein.

5.3 Lagerung im Verlauf eines Tages

Die Nachtruhe eines Erwachsenen beträgt durchschnittlich zwischen 6 und 10 Stunden – das Schlafbedürfnis ist interindividuell sehr verschieden. Da zu Hause ohnehin kein Personal zur Verfügung steht, wird der Betroffene, der sich nicht alleine drehen (und lagern) kann, die meiste Zeit der Nacht in Rückenlage verbringen. Ausgesprochen positiv wäre es, wenn er von Angehörigen einmal während der Nachtruhe in Seitenlage gelagert werden könnte; und zwar für 1,5–2 h, je nach Verträglichkeit. Dies könnte direkt nach dem Zubettgehen sein oder gegen Morgen, wenn der Schlaf aller Beteiligten nicht mehr so tief ist und der betreuende Angehörige vielleicht ohnehin die Toilette aufsuchen muss. Für die Ruhe- und Schlafenszeit auf dem Rücken sollte eine akzeptable Lagerungsvariante gesucht werden, die es dem Betroffenen ermöglicht, sich ggf. auch selbst daraus zu „befreien", z. B. indem er im Verlauf der Nacht störende Kissen aus dem Bett hinausschiebt und auf den Fußboden fallen lässt. Dies muss immer möglich sein.

! **Lagerungskissen dürfen sich in Tages- oder Nachtzeiten ohne direkte Betreuung nicht als „Fesseln" erweisen und deshalb auch nicht mit Klettbändern o. Ä. am Körper des Betroffenen befestigt werden.**

Für den Tag sind verschiedene, mit Bewegung verbundene Aktivitäten wünschenswert. Wer nicht oder nur mit therapeutischer Hilfe stehen und gehen kann, sollte die meiste wache Zeit zumindest sitzend verbringen, wechselweise in einem gut angepassten Rollstuhl und in einem bequemen Stuhl bzw. Sessel. Für beide Gruppen von Betroffenen ist gleichermaßen empfehlenswert, dass sie eine Mittagsruhezeit einplanen, zu der sie sich hinlegen und eine therapeutisch wirksame Lage einnehmen (vorrangig auf der betroffenen Seite). So gleichen sie Spastizität durch Anstrengung (beim Gehen und anderen Aktivitäten) und einseitige Haltung durch das Sitzen am besten aus.

Übermäßig vieles Sitzen (im Rollstuhl) bei fehlendem Ausgleich durch Übungen im Stehen und Gehen kann dazu führen, dass im Bein entgegen der klassischen spastischen Strecksynergie der Beugetonus zunimmt.

! **Indem Hüftgelenk(e) und Kniegelenk(e) durch zu langes Sitzen zunehmend in Beugestellung geraten und in Beugung drohen kontrakt zu werden, entstehen ernste Gefahren für das Stehen und Gehen.**

Aus diesem Grund ist es im Einzelfall angezeigt, im Verlauf von 24 h ein bis zweimal für eine gewisse Zeit eine dehnende Rückenlage zu wählen. Für die Erhaltung der vollen Beweglichkeit in Hüft- und Kniegelenk ist es entscheidend, mit einem kleinen Kissen das Becken der betroffenen Seite so zu lagern, dass eine betonte Protraktion entsteht (etwas über die Normalstellung hinaus). Dies bewirkt eine Streckstellung im Hüftgelenk und, begünstigt durch die Einwirkung der Schwerkraft auf das gestreckte Bein, ebenfalls eine Streckung im Kniegelenk. Da es sich hierbei nicht um eine Ruhe-, sondern um eine Dehnlagerung handelt, wird sie nicht so lange beibehalten werden können wie eine Lagerung ohne direkte Dehnung. Wenn die Dehnlagerung zu Beginn als angenehm oder neutral empfunden wird und nach einer bestimmten Zeit dennoch Schmerzen auftreten, würde dies den Dehneffekt zunichte machen: Hemiplegiker können aufgrund ihrer Hirnschädigung keine Schmerzen aushalten bzw. nicht verhindern, dass sich die schmerzende Muskulatur reflektorisch verkürzt und eine Schutzhaltung herbeiführt, die in aller Regel durch eine Zunahme des Beugetonus gekennzeichnet ist (Davies 1995).

6 Erarbeitung eines Eigenprogramms zur Erhaltung der passiven Beweglichkeit

> Lagerung ist ein wichtiger Teil zur Erhaltung der passiven Beweglichkeit und zur Verhütung von Sekundärschäden, reicht alleine jedoch nicht aus.

Erst regelmäßig durchgeführte Dehnungsübungen erlauben auch einmal eine Therapiepause ohne negative Auswirkungen bzw. unterstützen die Therapie so wirkungsvoll, dass die zur Verfügung stehende Behandlungszeit nicht überwiegend für die Erhaltung oder Wiederherstellung der passiven Beweglichkeit verwendet werden muss.

6.1 Einschätzung der individuellen Möglichkeiten

Kurze Zeit nach der Erkrankung werden bei vielen Betroffenen Konzentration und Merkfähigkeit sowie die Fähigkeit zum Planen und Handeln noch nicht ausreichen, um Verantwortung für Eigenübungen zu übernehmen. Dies wird bei vielen Patienten jedoch nicht so bleiben. Sie selbst, ihre Angehörigen und die Therapeuten werden registrieren, wie sie hier wieder zunehmend sicherer und belastbarer werden. Sukzessive werden daher die Anforderungen gesteigert. Wann die Zeit für echte Hausaufgaben gekommen ist, kann nur im Einzelfall entschieden werden.

Ein schlechter Zeitpunkt für den Beginn eines Eigenprogramms wäre z. B., wenn der Betroffene gerade unter heftigen Schulterschmerzen leidet oder ein anderes Geschehen ihn körperlich oder seelisch stark belastet.

Einschätzung motivationaler Faktoren bei Patienten

Um eine bestimmte Aufgabe zu erledigen, bedarf es bei allen Beteiligten einer gewissen Motivation. Motive können extrinsischer oder intrinsischer Natur sein. Herauszufinden, welcher Natur die Motive des Patienten sind, hat Einfluss auf die Wahl der Unterstützung von außen. Wer für ein Vorhaben intrinsisch motiviert ist, wird sein Ziel konsequent und ausdauernd verfolgen. Zusätzlich von außen angebotene motivationale Faktoren können zwar unterstützend wirken; sind sie wenig differenziert und einfühlsam, können sie statt der beabsichtigen Wirkung eher Verstimmung hervorrufen. Sogar eine verletzende Wirkung ist nicht ausgeschlossen, wenn sich eine solche Person vom Arzt, Ehepartner, der Therapeutin oder der Schwester sagen lassen muss: „... und immer schön alles mit-machen", oder: „... ich habe gehört, dass du dir bei den Übungen richtig Mühe gibst".

Für den derart „Gelobten" ist es vielleicht eine Selbstverständlichkeit, aktiv an seinem Zustand zu arbeiten, und er fühlt sich durch dieses ungeschickte Lob in die Rolle eines Kleinkindes versetzt.

> **TIPP**
> Ein überwiegend oder ausschließlich extrinsisch motivierter Mensch braucht viel (natürlich erwachsenengerechte, ebenfalls differenzierte) Ansprache, günstige Rahmenbedingungen und gelegentliche Hilfen, damit seine prinzipiell schwächere Motivationslage unterstützt und gestärkt wird.

Einschätzung motivationaler Faktoren bei den Angehörigen

Für die Dehnungsübungen sollte grundsätzlich davon ausgegangen werden, dass es sinnvoll ist, nur solche Übungen zu wählen, die vom Betroffenen ohne Fremdhilfe ausgeführt werden können. Therapeuten sollten die Angehörigen erwachsener Patienten nicht unkritisch als Co-Therapeuten einplanen. Durch die eingetretene Behinderung gab es bereits einschneidende Veränderungen im Privatleben aller Beteiligten. Berufliche und private Rollen mussten aufgegeben oder verändert, neue Rollen müssen oder müssten gefunden werden. Die Angehörigen müssen bereits viele zusätzliche Aufgaben übernehmen und sind vielleicht überlastet. Außerdem haben sie nicht selten auch Angst, in ihrer Rolle als Co-Therapeut dem Betroffenen weh zu tun, ihn bei einem drohenden Sturz nicht sichern zu können o. Ä. Die Betroffenen wiederum können manchmal von Angehörigen nicht das Gleiche annehmen, was sie vonseiten der Therapeuten akzeptieren: Übungsvorschläge machen, zum Üben ermuntern bzw. an das Üben erinnern, Korrekturen vornehmen. Hier treten dann bestehende Rollenkonflikte deutlich zutage.

Anders verhält es sich natürlich, wenn sich Betroffener und Angehöriger einig sind und die Dehnungsübungen miteinander durchführen möchten. Auswahl und Effektivität der Übungen verbessern sich dadurch sehr.

Einschätzung motivationaler Faktoren bei den Therapeuten

Ist es überhaupt erforderlich, über die Motivation der Therapeuten zu sprechen? Diese wird allzu oft als selbstverständlich angesehen. Eine allgemein auf die gewählte Tätigkeit bezogene Motivation und ein Engagement für den einzelnen Patienten werden sicher die Regel sein. Jedoch fehlt so manchen Therapeuten die Überzeugung, dass auch der Patient selbst etwas für sich tun kann, was zudem – sorgfältig ausgewählte und eingeübte Maßnahmen vorausgesetzt – über eine ausreichende Qualität verfügt.

Therapeuten sollten die Messlatte für Art oder Ausprägungsgrad der Motivation nicht zu hoch ansetzen. Zwar kann die Persönlichkeit des Betroffenen nicht geändert werden, es ist jedoch berechtigt und auch nötig, nach entsprechenden, die Eigenaktivität und Eigenverantwortung stützenden Persönlichkeitsanteilen zu suchen und diese zu stärken. Jeder Patient, den man für in der Lage hält, eine Handvoll Dehnungsübungen zu erlernen, muss die Chance geboten bekommen, dies in Form eines Eigenprogramms zu übernehmen. Entscheidet er sich später – nach Abschluss der Therapie – dafür, diese Chance nicht zu nutzen, hat er dies selbst zu verantworten. Nicht vertretbar ist, wenn Therapeuten ihm diese Chance aus einer pessimistischen (Patienten machen das später ja doch nicht weiter) oder gar nihilistischen (es nützt ja doch alles nichts) Grundhaltung heraus gar nicht erst anbieten.

Es kann eine sehr „runde" und befriedigende Aufgabe sein, mit dem Patienten an seinem Eigenprogramm zu arbeiten. Neben den rein sensomotorischen Leistungen werden weitere Bereiche angesprochen und gefördert: Konzentration, Gedächtnis, Fähigkeit zur Tagesplanung und -strukturierung, praktische Organisation der Aufgaben, Krankheitsverarbeitung.

Die im Anhang zur Verfügung gestellten Kopiervorlagen berücksichtigen alle wesentlichen Varianten von Dehnübungen, wie sie sich für die selbständige Durchführung bewährt haben. Die rasche Verfügbarkeit sollte es allen Therapeuten ermöglichen, ohne großen Zeitaufwand ein geeignetes, individuelles Programm zusammenzustellen.

6.2 Eigenübungen von Beginn der Therapie an

Unmittelbar mit der Kontaktaufnahme zu einem Patienten beginnt für Therapeuten der Prozess der Einschätzung und Befunderhebung. Über Gespräch, Tests und Beobachtung entsteht ein Bild von den momentanen Fähigkeiten, Beeinträchtigungen, persönlichen Umständen, Wünschen und Plänen des Patienten. Bezogen auf die sensomotorischen Probleme hat eine spezielle therapeutische Vorgehensweise einen besonderen Stellenwert, der sich am ehesten mit „experimentierend" bezeichnen lässt. Über experimentierendes Umgehen mit dem Betroffenen wird sein derzeitiges Potential an Bewegungsmöglichkeiten in allen Ausgangsstellungen sowie unter verschiedenen Aufgabenstellungen und Anforderungen festgestellt (und erweitert). Dabei entsteht auch ein zumindest globaler Eindruck seiner Fähigkeit, sich zu konzentrieren und die Konzentration eine Weile aufrechtzuerhalten, sich etwas zu merken, die betroffene Körperhälfte zu spüren und angemessen (nicht grob schädigend) mit seinem Körper umzugehen.

Zu diesem wünschenswerten experimentierenden Arbeitsstil gehört auch, den Patienten während der Therapiezeit mit ersten, betont einfachen Aufgaben zu betrauen, während man selbst sich kurz abwendet, etwa um das Fenster zu öffnen, ein Therapiematerial heranzuholen oder etwas zu notieren. Währenddessen soll eine bestimmte Lage beibehalten bzw. gesichert oder eine Bewegung ausgeführt werden. Diese Vorgehensweise ist allen Therapeuten vertraut, die mit Patienten Selbständigkeit in der Körperpflege, im An- und Auskleiden oder bei der Zubereitung einer warmen Mahlzeit erarbeiten: Den Patienten gezielt und für eine angemessene Zeit alleine zu lassen ist ein wichtiger Teil der Therapie. Patienten müssen nach und nach ohne ihren Therapeuten auskommen können – nicht nur in Bezug auf Hilfe, sondern auch in Bezug auf Bestätigung und Lob.

Beispiele für erste selbständige Aufgaben innerhalb der Therapie (bei ausgeprägter Hemiplegie) finden sich in Übersicht 6.1.

Ist die Notwendigkeit für eine grundsätzliche Vorgehensweise erkannt und akzeptiert, werden jedem Therapeuten unzählige zusätzliche

Übersicht 6.1.
Beispiele für erste selbständige Aufgaben innerhalb der Therapie (bei ausgeprägter Hemiplegie)

- Im Sitzen Armbewegungen mit gefalteten Händen ausführen: Pro-/Supination, Ellbogenflexion/-extension. Die Arme sollen dabei nicht gehoben werden, sondern bequem im Schoß liegen.
- Im Sitzen am Tisch Arme mit Hilfe des Faltgriffs auf der Tischplatte weit vom Körper weg nach vorne führen und diese Dehnlage einige Sekunden beibehalten.
- Im Sitzen am Tisch die Wange in die betroffene Hand schmiegen und diese Position sichern.
- Im Liegen eine Bewegung weiterführen, z. B. die aufgestellten Beine langsam nach links und rechts bewegen.
- Im Liegen im Faltgriff ein Knie umfasst halten und leichte Schaukelbewegungen nach links und rechts durchführen.
- Im Liegen die erhobenen Arme (Faltgriff) langsam nach links und rechts bewegen.
- Den Rollstuhl bzw. sich selbst vorbereiten für das anschließende Aufstehen mit Hilfe (Therapeut erwartet: Armlagerungskissen beiseite legen, Bremsen feststellen, Fuß von der Beinstütze auf den Boden stellen).
- Einzelteile eines Therapiematerials in eine bestimmte (An-)Ordnung bringen als Vorbereitung für die „eigentliche" Übung.

Übersicht 6.2.
Beobachtungen bei der Ausführung oder im Ergebnis

- Aufgabe wird korrekt ausgeführt.
- Korrekte Ausführung der Aufgabe wird selbst erkannt.
- Patient ist unsicher in Bezug auf das Ergebnis und bittet Therapeut um Bestätigung oder Korrektur.
- Patient wiederholt die Aufgabenstellung und bittet um Bestätigung.
- Aufgabenstellung wird sofort wieder vergessen.
- Bewegungsauftrag wurde korrekt aufgefasst, einige Male richtig ausgeführt, bei mehrmaliger Wiederholung stellen sich zunehmend Fehler ein.
- Bewegung wird hastig und unsensibel ausgeführt.
- Patient ist übereifrig und beachtet zu seinem Schutz vorgegebene Grenzen nicht.

Möglichkeiten einfallen, wie er seinem Patienten nach und nach mehr Verantwortung übergeben kann. Voraussetzungen sind eine sichere Ausgangsstellung des Patienten sowie Verhütung von Schmerzen bzw. Selbstschädigung.

Bei der Ausführung oder im Ergebnis können die in Übersicht 6.2 auf-geführten Sachverhalte beobachtet werden.

Tut der Patient nach Formulierung der Aufgabe einfach „nichts", müssen wir davon ausgehen, dass ihn die Information nicht erreicht hat. Sie ist dann in geeigneter Form zu wiederholen: einfachere Formulierung, deutlicher artikulieren, ggf. lauter, zeigen, führen. Möchte der Patient vor Ausführung der Aufgabe noch einiges sagen und erklären und verliert dabei die Aufgabe ganz aus den Augen, könnte es sein, dass sie ihm unangenehm ist. Vielleicht fürchtet er Schmerzen oder andere Unannehmlichkeiten. Auch die Angst davor, Fehler zu machen, in den eigenen Augen und denen des Therapeuten zu versagen, kann dazu führen, dass eine Aufgabe gar nicht erst begonnen wird. Hat die gewählte Aufgabe einen angemessenen Schwierigkeitsgrad, ist evtl. lediglich eine kleine Starthilfe nötig. Da Therapeuten stets bemüht sind, dem Patienten ein Lernen ohne Angst zu ermöglichen, werden sie auch hier Lösungen finden.

Manche Therapeuten halten vielleicht die aufgeführten ersten Eigenübungen für zu gering in ihrer sensomotorischen Wirkung, als dass es sich lohnte, sie bewusst in die Therapie mit aufzunehmen. Wer jedoch bereits erfahren hat, wieviel Fehler bei der Ausführung auch dieser kleinen Aufgaben auftreten können, wird anderer Meinung sein und dem Patienten mit einer Auswahl eben dieser kleinen Aufgaben helfen, seine Kompetenzen allmählich zu erweitern.

! Vermutlich wurde und wird sehr vielen Patienten Schaden zugefügt, indem sie zu ungeeigneten Eigenübungen angehalten werden: An erster Stelle sind hier Übungsempfehlungen zu nennen, bei denen die Arme mit Hilfe des Faltgriffs im Sitzen gegen die Schwerkraft in die Anteversion und Elevation geführt werden, ohne dass ein hierfür ausreichender humeroskapularer Rhythmus gegeben wäre.

6.3 Auswahl und Durchführung von Dehnungsübungen

Als therapiebegleitende, selbständig durchzuführende Maßnahme hat sich für Hemiplegiker lediglich die passiv-statische Dehnform als wichtigste Unterform des Stretching bewährt.

! Aktiv-statisches Dehnen oder Dehnung durch Anspannung und Entspannung können nicht korrekt ausgeführt werden und werden bei Hemiplegikern zudem eine erhöhte, nicht beherrschbare Eigenreflextätigkeit der Muskulatur auslösen. Die (bei neurologisch Gesunden) auch heute immer noch angewendeten Formen dynamischen Dehnens bewirken durch Wippen, Federn und Schwingen zudem ein sofortiges Auslösen des Dehnungsreflexes. Dies wirkt grundsätzlich der beabsichtigen Dehnung entgegen.

| Definition | *Dehnungsreflex*: reflektorische Verkürzung des Muskels als Reaktion auf rasche Dehnung; Muskel schützt sich damit gegen Verletzung.

Um die Dehnfähigkeit von Muskeln, Sehnen, Bändern sowie der Gelenkkapseln zu erhalten, müssen die Übungen regelmäßig durchgeführt werden. Ideal ist das tägliche Dehnen, ein Minimum sind 3 Durchgänge pro Woche.

„Beim rein passiven statischen Dehnen wird der Muskel nach Einnehmen der Dehnstellung durch eine nur noch kleine Änderung der Position weiter gedehnt. Diese Positionsänderung kann durch die Schwerkraft, eigene Muskelkraft, einen Partner oder auch ein Gerät bewirkt werden. ... Durch Veränderung der Dehnstellung kommt es zu einer allmählichen Zunahme des Widerstandes. Es wird in der Stellung verblieben, in der das Dehngefühl noch angenehm ist. Ein leichtes Ziehen im Muskel ist erlaubt, Schmerzen dürfen aber nicht auftreten. Sie wären Zeichen einer zu starken und schädlichen Dehnung. Das richtige Spannungsgefühl kann nur nach eigener Erfahrung richtig beurteilt werden. Dehnen muss deshalb erlernt werden. Die Intensität ist individuell zu wählen. Stretching ist *keine* Wettkampfdisziplin." (Spring et al. 1988)

In den ausgewählten Dehnstellungen soll der Patient 15–30 s verharren, damit eine effektive Dehnung stattfinden kann. Während des Dehnens muss der Atem normal weiterfließen können. Durch Betonung der *Ausatmung* kann die Entspannung unterstützt werden. Die langsame Durchführung und sukzessive Steigerung der Dehnung unter Vermeidung ruckartiger Bewegungen verhindert, dass der Dehnungsreflex ausgelöst wird. Wünschenswert ist die 2- bis 3malige Wiederholung einer Übung, sofern dadurch ein zeitlicher Umfang von insgesamt 20 bis höchstens 30 min späterer Gesamtdurchführungszeit nicht überschritten wird. Während der Übung stellt sich Dehnungsgefühl in Form von Ziehen ein; das Ziehen kann auch recht intensiv sein. Die Betroffenen können lernen, dieses Ziehen von Schmerzen, die eine Gewebeschädigung anzeigen würden, zu unterscheiden.

> **Im Eigenprogramm dürfen Übungen keine Schmerzen verursachen.**

Im Begleittext im Anhang finden sich Hinweise für Therapeuten zu den einzelnen Übungen und auch zu entsprechenden Vorsichtsmaßnahmen.

Gründe, die gegen eine selbständige Durchführung von Dehnungsübungen sprechen, sind in Übersicht 6.3 aufgelistet.

Übersicht 6.3.
Gründe, die gegen eine selbständige Durchführung von Dehnungsübungen sprechen

- Erheblich vorgeschädigte Sehnen (Schulter) bzw. langjährige Kortisoneinnahme (herabgesetzte Zug- und Reißfestigkeit der Sehnen)
- Erhebliche Einschränkungen von Merkfähigkeit und Handlungsplanung
- Anhaltende Unfähigkeit, Bewegungen langsam und schonend durchzuführen
- Ausgeprägte Tiefensensibilitätsstörungen

6.4 Dosiert Eigenverantwortung übergeben

Um dem Patienten die ersten ein oder zwei Dehnungsübungen zur selbständigen Durchführung zu empfehlen, ist es sinnvoll, eine therapiefreie Zwischenzeit hierfür einzuplanen (Wochenende, Tage zwischen 2 ambulanten Terminen). Dadurch wird für den Patienten die Notwendigkeit der Durchführung besser einsehbar. Die ersten Übungen werden dann mit ihm so gut erarbeitet und eingeübt, dass deren vorläufige „Freigabe" verantwortbar ist. Dem gestuften Einüben mit zunehmender Anforderung an das Gedächtnis bzw. an die Möglichkeit, sich anhand einer Zeichnung mit Notizen zu orientieren und die erforderlichen Ausgangsstellungen einzunehmen, folgt die kleine Generalprobe, in der sich zeigt, ob der Patient zum aktuellen Zeitpunkt auf Alles achtet, was wichtig ist, insbesondere um Schaden zu vermeiden. Darüber, dass die Dehnung vielleicht noch nicht so effektiv wie angestrebt ist, kann vorläufig hinweggesehen werden. Wesentlich ist in dieser Phase, dass er den Übungsablauf erfasst hat und sich nicht gefährdet.

In der nächsten Therapiestunde müssen Nachfrage, Überprüfung und Verbesserung dieser Übungen an erster Stelle stehen. Der Patient, der zuverlässig die Übungen zu Hause oder im Krankenzimmer alleine durchgeführt hat, möchte gerne gefragt werden und zeigen und berichten, wie es ihm damit ergangen ist. Der Patient, der die Übungen nicht durchgeführt hat, erfährt dadurch erneut die Wichtigkeit und Verbindlichkeit der Absprache. Eine Therapeutin, die sich nicht zur rechten Zeit nach den vereinbarten Hausaufgaben erkundigt, zeigt damit in den Augen des Betroffenen, dass es ihr damit nicht so ernst gewesen sein kann.

Gestufte Entwicklung des Eigenprogramms

Nachdem eine oder zwei Übungen beherrscht werden, sollten nach und nach die weiteren Übungen folgen. Bei der einen oder anderen ausgewählten Übung wird sich herausstellen, dass der Patient sie nicht sicher auszuführen lernt. Sie muss dann, sofern niemand helfen kann, wieder aus dem Programm genommen werden.

6.5 Übungsphase

Wähend des Erarbeitens und Einübens wird man sich entscheiden müssen, diesen Arbeitsteil an den Beginn, in die Mitte oder an das Ende der Therapie zu setzen.

Für die sonstige Therapie des Hemiplegikers gilt, dass er sein größtmögliches schmerzfreies Bewegungsausmaß eher am Ende der Therapieeinheit erlangt, weil dann bereits mobilisierende und tonusnormalisierende Aktivitäten unter therapeutischer Führung und Anleitung erfolgten, die über verschiedene Wirkungen sein Bewegungsausmaß vergrößern.

Mit dem Eigenprogramm denken Therapeuten jedoch an Zeiten *ohne* Therapie und *ohne* Anwesenheit einer Therapeutin. Niemand wird dem Betroffenen also zu Beginn des Eigenprogramms bei ausgiebigen Bewegungen der Wirbelsäule oder der Skapula helfen, niemand wird sich vorher durch eine mobilisierende Massage seines verkürzten M. pectoralis annehmen.

→ **Für die Auswahl der Eigenübungen muss gelten, dass der Patient sie sicher und effektiv ausführen können soll,** *wenn er alleine ist.*

> **TIPP** Es wird dringend empfohlen, die Arbeit an den Eigenübungen stets in den Anfang der Therapiezeit zu legen. Was der Patient hier ohne direkte therapeutische Vorbereitung kann, wird er am ehesten auch zu Hause können.

Grundsätzlich gilt natürlich – auch für Gesunde –, dass Dehnungen effektiver und sicherer ausgeführt werden können, wenn unmittelbar vorher ein Aufwärmen stattgefunden hat. Nun ist dies für Menschen mit Hemiplegie nicht ohne weiteres in die Tat umzusetzen. Es lassen sich jedoch für jeden Betroffenen (den wir für in der Lage halten, ein Eigenprogramm zu erlernen und durchzuführen) ein paar unspezifische Aufwärmbewegungen finden, die wir ebenfalls mit ihm üben:

- *Im Sitzen:* Beide Hände flach übereinander auf das Brustbein legen; die betroffene Hand wird dabei von der anderen Hand gehalten, die Arme sind angewinkelt am Rumpf, wiederholtes langsames Drehen nach rechts und links.
- *Im Sitzen:* Beide Füße stehen beckenbreit auf dem Boden, die gefalteten Hände werden abwechselnd langsam an den Schienbeinen entlang nach unten und zurück nach oben geführt, nach jedem Mal wird das Bein gewechselt.
- *Im Sitzen:* Auf der Stelle gehen, sofern sich das betroffene Bein beteiligen kann, ohne dass die Bewegung kompensatorisch aus dem Rumpf erfolgen muss.
- *Im Liegen:* Die aufgestellten Beine einige Male nach links und rechts bewegen.
- *Im Liegen:* Mit aufgestellten Beinen auf der Stelle gehen.
- *Im Liegen:* Betroffenen Arm angewinkelt auf die Brust holen, mit der Hand des weniger betroffenen Arms den betroffenen Arm am Ellbogen stützen, mit Schultergürtel und Kopf langsam auf der Unterlage hin und her rollen, die Beine bleiben dabei liegen oder aufgestellt.

Diese Bewegungen, um erst einmal „in Gang" zu kommen, kennt der Patient schon aus der bisherigen neurophysiologischen Behandlung. Es dürfte genügen, sie zu routinieren und in den gewünschten Zusammenhang zu bringen; die Aufnahme in das Eigenprogramm-Exemplar wird in der Regel nicht erforderlich sein. Für manche Patienten ist vielleicht eine entsprechende Erinnerung auf der ersten Seite des Eigenprogramms sinnvoll.

6.6 Auswahl und Anzahl der Übungen

Bedingt durch das typische spastische Muster, benötigt prinzipiell jeder Hemiplegiker die gleichen Dehnungsübungen. Das heißt, grundsätzlich und vorrangig sollen all jene Muskeln in ihrer vollen Dehnfähigkeit erhalten bleiben, die vorrangig spastisch werden und sich daher häufig in einem verkürzten Zustand befinden. Sind Muskeln häufig spastisch verkürzt, definieren die Muskelrezeptoren dies als ihre normale, ihre Ruhelänge – und streben diese immer wieder an.

Kein Hemiplegiker gleicht jedoch dem anderen. Ausprägung und Verteilungsmuster der sensomotorischen Symptome, Schmerzen, zusätzliche (vorbestehende) Erkrankungen oder Behinderungen, kognitive und neuropsychologische Faktoren und habituelle Gegebenheiten (z. B. Adipositas), machen es erforderlich, unter verschiedenen Varianten von Grundübungen diejenigen auszuwählen, die den individuellen Umständen und Fähigkeiten entsprechen.

Die im Anhang vorgestellten Dehnübungen sind in ihrer Abfolge innerhalb eines Buchstabens, soweit dies möglich war, hierarchisch angeordnet. Dabei stellt die erste Abbildung einer neuen Grundübung jeweils die effektivste Form dieser Übung dar. Aufsteigend nummeriert sind dann mögliche Abwandlungen abgebildet, wobei unter der nächstfolgenden, höheren Nummer jeweils ein weitreichenderer Kompromiss eingegangen wird.

BEISPIEL „Dehnung von Rumpf und Hüfte in Rückenlage"

B/1 Arme liegen ausgestreckt und in Abduktion neben dem Rumpf, beide aufgestellten Beine sinken jeweils zu einer Seite weit herab.

B/2 Während der gleichen Aktivität liegen die Hände auf dem Bauch, weil der betroffene Arm nicht entspannt neben dem Rumpf liegen bleiben kann; daraus resultiert geringerer Dehneffekt für oberen Rumpf.

B/3 Aufgestellte Beine, ein Bein ist über das andere geschlagen, die übergeschlagenen Beine zur Seite sinken lassen; Arme liegen ausgestreckt und in Abduktion neben dem Rumpf. Weniger entspannend als B/1, weil das Gewicht der Beine kontrolliert werden muss (Gegenspannung)

B/4 Ebenso, jedoch liegen die Hände auf dem Bauch, dies ergibt einen geringeren Dehneffekt für den oberen Rumpf, außerdem ist auch hier das Beingewicht zu kontrollieren.

Es empfiehlt sich, in der Erarbeitungs- und Übungsphase stets auch zu überprüfen, ob nicht doch die Übung der nächsten Stufe, diejenige mit dem geringeren Kompromiss und somit mit mehr Dehnung, ausführbar ist. Erweist sich diese als nicht durchführbar, kann man *begründet* bei der vorher gewählten bleiben.

Die Anzahl der Grundübungen sollte auf 6–10 beschränkt sein; für manche Patienten ist es wichtig, im unteren Bereich zu bleiben. Eine zu große Zahl von Übungen wirkt eher abschreckend und somit demotivierend. Besser ist es dann, wenn weniger Übungen wirklich regelmäßig durchgeführt werden. Der Zeitaufwand sollte 30 min nicht überschreiten.

Therapeuten müssen sich dementsprechend in der Auswahl der Dehnübungen auf das Wichtigste beschränken. Auch hieraus ergibt sich eine zusätzliche Notwendigkeit, in Muskelketten statt in Einzelmuskeln und -gelenken zu denken.

Die Durchführung einer kleinen Zahl stets gleicher Übungen, möglichst sogar zur immer gleichen Tageszeit, soll für den Betroffenen letztlich zu einer Routinehandlung und zu einem täglichen Bedürfnis werden, vergleichbar etwa dem Zähneputzen.

6.7 Praktische (und didaktische) Hinweise

Bekommen Patienten Übungsempfehlungen auf einen Zettel geschrieben und skizziert, so ist dies meist wenig praktisch und auch wenig effizient. Handschrift und Zeichentalent der Therapeuten sind zudem so verschieden, dass solche Übungsblätter oft auch nicht sehr ansehnlich sind. Werden diese Blätter dann (hoffentlich) wirklich benutzt, so sind sie nur allzu empfindlich gegen Gebrauchsspuren. Es hat sich stattdessen sehr bewährt,

Abb. 6.1.
Ringbuch, einzelne Bestandteile

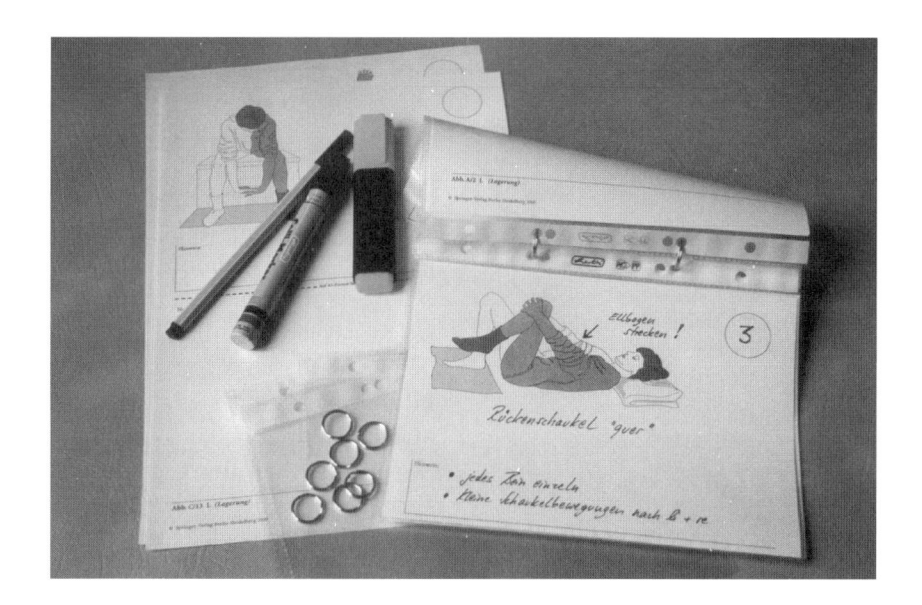

die Übungen, einzeln aufgelistet und in der empfohlenen Reihenfolge, in A5-Dokumenthüllen mit Heftrand zu schieben und die Hüllen mit 2 Schlüsselringen zusammenzuführen. Dadurch entsteht ein kleines, handliches Ringbuch (Abb. 6.1), das auch mit nur einer Hand problemlos benutzt werden kann. Die Hüllen bleiben an einer Seite offen; dies erlaubt zu jeder Zeit, einzelne Übungen auszutauschen. Die Hüllen halten das Papier zudem sauber und lange benutzbar.

Ausgesprochen praktisch und hilfreich ist es, zusammen mit dem Patienten für das Einüben bereits die Ringbuchform mit ausgewählten Abbildungen zu benutzen, (farbige) Markierungen, Text und ggf. Angaben zur zeitlichen Dauer einzelner Dehnungen jedoch erst später einzufügen. Dies hat den Vorteil, dass bis zuletzt offen bleiben kann, welche zusätzlichen Hilfen der Patient letztendlich wirklich benötigt. Ein Zuviel an Informationen kann eher vom Eigentlichen ablenken als helfen. Außerdem kommt es zwischenzeitlich evtl. noch zum Austausch der einen oder anderen Abbildung.

Sofern zwischen verschiedenen Prospekthüllen gewählt werden kann, sollte die leicht matte Ausführung gewählt werden. Glasklare und somit auch stärker glänzende Hüllen sind für diesen Verwendungszweck eher unpraktisch. Je nach Lichteinfall gibt es starke Reflexe, die die Lesbarkeit beeinträchtigen.

Arbeits- und Gedächtnishilfen für den Patienten

Alle Seiten des Ringbuchs sollten – mit Ausnahme des Deckblattes – durchnummeriert werden, auch Seiten, die lediglich Empfehlungen oder die Dienstanschrift des Therapeuten enthalten. Die durchgängigen Seitenzahlen erleichtern dem Benutzer die Orientierung. Individuell erforderliche Gedächtnishilfen können sein: der Text an sich, Unterstreichungen, Pfeile, Ausrufungszeichen, farbige Markierungen. Zusätzlich ist es hilfreich, wenn jede abgebildete Grundaktivität einen Namen als Überschrift erhält, z. B. „Dehnung der Rückenmuskeln" oder „Dehnung von Arm und Hand". Einzelschritte oder Details innerhalb einer Grundaktivität sind mit a, b, c, d gekennzeichnet.

6.8 Erstellen des Eigenprogramms

Trotz der geforderten Individualität der Übungsprogramme gibt es allgemein gültige Überlegungen, die sich aus der Erfahrung heraus entwickelt haben. Die daraus resultierenden Hinweise und Ratschläge sind sowohl inhaltlicher als auch formaler Art.

Was für die Behandlung allgemein gilt, hat auch für die Fertigstellung eines individuellen Eigenprogramms Gültigkeit: „Die Information für den Patienten sollte seinem Alter, seiner Lese- und Schreibkundigkeit, dem Bildungsgrad und seinen sprachlichen Fertigkeiten angepasst sein. Das Material für Patienten sollte hinsichtlich des Leseverständnisses zwischen den Ansprüchen des 6. und 8. Schuljahrs liegen." (Canobbio 1998) Das Vermeiden medizinischer und therapeutischer Fachtermini sollte selbstverständlich sein, gleichwohl bemerken langjährig tätige Therapeuten oft nicht mehr, wenn sie Fachtermini benutzen bzw. können diese aufgrund ihres jahrelangen gewohnten Gebrauchs vielleicht nicht mehr als solche identifizieren. Dabei geht es keineswegs nur um eindeutig zu erkennende Fremdwörter. Auch Definition und Gebrauch deutscher oder eingedeutschter Begriffe in einem bestimmten fachtypischen Zusammenhang sind „Fachsprache". So ist für einen Laien keinesfalls immer klar, was mit Mobilisation, Betonung der Ausatmung, Sinkenlassen oder Platzieren des Arms gemeint ist.

Übungsfolge

Die Reihenfolge der Übungen muss praktisch und bzgl. der beabsichtigen Wirkung logisch sein. Praktikabilität bezieht sich auf die jeweiligen Ausgangsstellungen und ggf. den Materialbedarf. Schon Gesunde würde es stören, wenn sie sich für die eine Übung hinlegen, für die nächste auf einen Stuhl setzen und dann erneut hinlegen sollten.

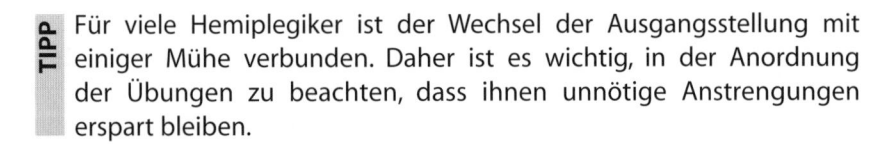

> **TIPP** Für viele Hemiplegiker ist der Wechsel der Ausgangsstellung mit einiger Mühe verbunden. Daher ist es wichtig, in der Anordnung der Übungen zu beachten, dass ihnen unnötige Anstrengungen erspart bleiben.

Die Abfolge der Übungen sollte die Erfahrung einbeziehen, dass Mobilisation und Dehnung am besten von proximal nach distal erfolgen. Rumpfübungen sollen daher der Dehnung der Extremitäten vorausgehen.

Individuelle Durchführungshinweise

Wünschenswert ist, dass die Betroffenen ihr Eigenprogramm einmal täglich „am Stück" in der empfohlenen Reihenfolge durchführen. Ideal ist zudem, die Durchführung an das Ende einer Ruhe- bzw. Liegezeit anzuschließen. Dafür bietet sich das morgendliche Aufstehen an, besser jedoch noch das Ende einer – auch aus den schon genannten Gründen äußerst empfehlenswerten – Mittagsruhe. Das Liegen wird dem Betroffenen ohnehin bereits eine gewisse Entspannung gebracht haben. Dieses Entspanntsein nutzend, können Dehnungsübungen im Liegen durchgeführt werden, danach im Sitzen und ggf. abschließend im Stand.

Abb. 6.2.
Material für
Dehnungsübungen

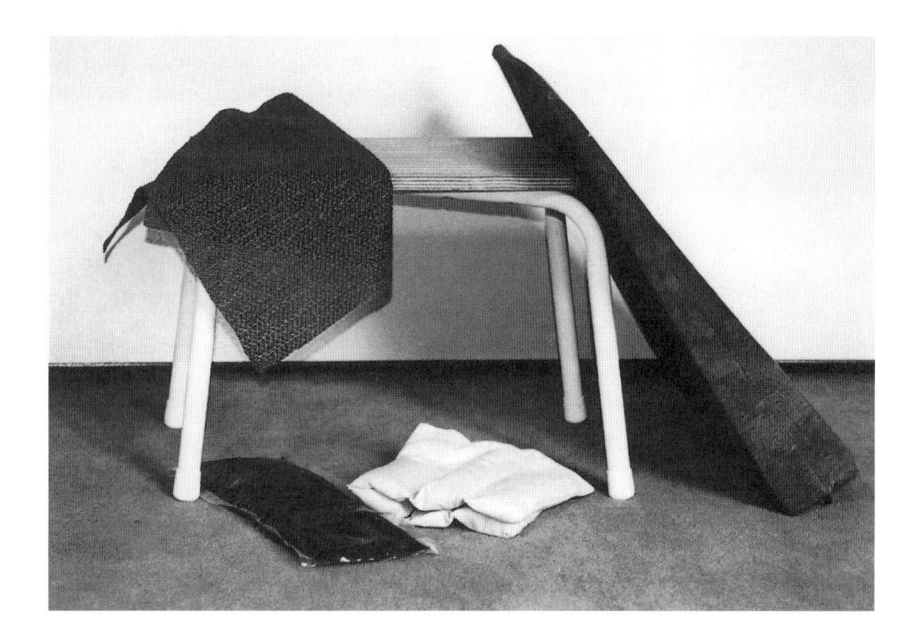

Wem es keine Mühe bereitet, sich extra für die Übungen hinzulegen, kann selbstverständlich auch jede andere Tageszeit wählen. Zusätzlich zur täglichen kompletten Durchführung kann jede Dehnung auch einzeln durchgeführt werden, wenn sie zwischendurch Erleichterung bringt.

Erforderliches Material

Der Materialbedarf für die Dehnungsübungen (Abb. 6.2) ist sehr bescheiden: je nach Auswahl der Übungen eine Fußbank (oft vorhanden), ein Keilbrett oder -kissen, ein Stück Anti-Rutsch-Folie für die Füße (preiswert in Teppichgeschäften oder Geschäften für Boots- und Campingbedarf) sowie evtl. ein beschwerendes Kissen (Gelpack, Hirse) für den abduzierten Arm in der Rückenlage.

Für die Übungen im Liegen ist es vorteilhaft, wenn die Unterlage nicht allzu weich ist; je weicher, desto schlechter sind Körpergefühl und Dehnung. Wenn das Bett mit einer sehr weichen Matratze ausgestattet ist, hat dies für den Behinderten ohnehin den Nachteil, dass er seine Lage im Bett nur mit viel Mühe verändern kann. Ein Wechsel der Matratze oder eine Veränderung der Auf- oder Unterlage wäre schon alleine aus diesem Grund angeraten. Ist eine Änderung unerwünscht oder nicht möglich, muss dies natürlich hingenommen werden; vielleicht gibt es eine geeignete Couch, auf die zum Üben ausgewichen werden kann.

Bild- und Textgestaltung

Es lohnt sich, einige Mühe auf die Bild- und Textgestaltung zu verwenden, da der optische Eindruck eines Eigenprogramms auch unter motivationalen Aspekten nicht unwichtig ist. Patienten werden ein ansprechend gestaltetes Programm lieber in die Hand nehmen als einen einfachen Zettel (mit gut gemeinten, aber vielleicht unbeholfenen Skizzen). Außerdem stellen individuelle Eigenprogramme in gewissem Sinne auch eine Visitenkarte des Therapeuten oder der Institution dar. Praxisinhaber und leitende Ergotherapeuten in Kliniken sollten Wert darauf legen, dass Patienten mit einem geeigneten und ansprechenden Eigenprogramm entlassen werden. Im günstigsten Fall liegt das Programm nicht nur im Wohn- oder Schlafzimmer des Patienten, sondern wird auch weiterbehandelnden Therapeuten und Hausärzten gezeigt. Ein schön gestaltetes Programm drückt Wertschätzung aus, und durch direkte Beobachtung oder spätere Berichte ist zu erfahren, dass ein solches Programm mit Stolz gezeigt wird (das hat meine Therapeutin extra für mich gemacht). Der individuelle Charakter kann durch ein von zu Hause mitgebrachtes, besonders geschätztes Foto für das Deckblatt noch unterstrichen werden: das geliebte Haustier, eine Lieblingsblume, ein Urlaubsfoto sind netter als eine nüchterne Aufschrift.

Abbildungen

Die Kopiervorlagen im Anhang sollen die Therapeuten von eigenen Zeichenbemühungen entlasten. Selbstverständlich ist es auch möglich, das Eigenprogramm mit Fotos vom Patienten zu gestalten; und dies ist im Einzelfall auch sehr schön und befriedigend. Meist jedoch hat man gerade keinen Film im Fotoapparat bzw. weiß mit den verbleibenden Fotos auf dem Film nicht konkret etwas anzufangen und verbraucht sie auf die Schnelle, damit der Film entwickelt werden kann. (Die Anfertigung von Polaroid-Fotos, die dann nur in der wirklich gewünschten Anzahl angefertigt werden könnten, hat sich aufgrund mangelnder Qualität und Haltbarkeit der Aufnahmen nicht bewährt.) Zusätzlich dürfte es an vielen Arbeitsplätzen und auch mit vielen Patienten schwierig zu klären sein, wer die entstehenden Auslagen erstattet. Wenn sich in der Endphase der Programmerstellung das Fotografieren ergibt, ist es aber sehr hilfreich, die Abbildungen in der Erarbeitungsphase nutzen zu können.

Texte

Im Anhang werden alle Kopiervorlagen in Form einer Tabelle sowohl in Therapeutensprache als auch in Patientensprache erläutert. Die Erläuterungen für die Therapeuten enthalten Begründungen und Durchführungshinweise. Die Erläuterungen in Patientensprache enthalten Vorschläge für Erklärungen und Begründungen sowie Formulierungshilfen zur Übernahme in den Vordruck.

Markierungen

Indem jede Kopiervorlage sowohl für die rechte als auch die linke betroffene Körperhälfte vorliegt, konnte die jeweils betroffene Körperhälfte grau unterlegt werden. Für Patienten mit stark eingeschränkter Sehfähigkeit ist es vielleicht hilfreich, diese Markierung zusätzlich farblich zu verstärken, beispielsweise den Grauton zu intensivieren oder eine andere Farbe (grün, blau) zu verwenden. Die Farbe rot sollte besonderen Hervorhebungen vorbehalten bleiben, die „Achtung" oder „Vorsicht" signalisieren.

6.9 Evaluationsphase

Der (vorläufig) abschließenden Übergabe des Programms geht, wie weiter oben beschrieben, eine intensive Erarbeitungs- und Übungsphase voraus. Letztlich dürfen nur solche Übungen im Programm verbleiben, die der Betroffene unter Aufsicht des Therapeuten mehrmals fehlerfrei durchführen konnte. Dadurch ist nach Ermessen des Therapeuten eine Schädigung ausgeschlossen (wobei es absolute Sicherheit selbstverständlich nicht gibt). Die Zurücknahme einer Übung sollte nicht alleine deshalb erfolgen, weil sie nicht ganz so effektiv ist wie gewünscht. Es ist grundsätzlich besser, der Behinderte führt sie in der ihm momentan möglichen Weise aus, als wenn er dies gar nicht tut. Außerdem kann die Effektivität im Lauf der Zeit durchaus noch zunehmen.

Überprüfung

Therapeuten helfen ihren Patienten oftmals mehr, als sie selbst bemerken. So ist es durchaus eine Hilfe, wenn der Patient darauf aufmerksam gemacht wird, dass er, wenn er sich hinlegen möchte, den betroffenen Arm besser parallel zur Bettkante platziert, damit er ihn beim Ablegen des Rumpfes nicht einklemmt. Dieser Vorgang ist nicht direkt Teil, jedoch Voraussetzung für die Durchführung des Eigenprogramms. Eine selbständige Durchführung des Eigenprogramms im eigentlichen Sinn setzt also voraus, dass der Patient alle damit im Zusammenhang stehenden Verrichtungen auch tatsächlich ohne fremde Hilfe, also auch ohne verbale Hinweise, erledigen kann. Hält der Therapeut hörbar die Luft an, zieht er die Augenbrauen hoch oder räuspert er sich betont, schüttelt er (unbewusst) den Kopf oder zucken seine Hände sichtbar, so stellen auch diese Äußerungen eine Hilfe dar. Patienten, die mittlerweile darin geübt sind, die verbalen und nonverbalen Zeichen ihrer Helfer zu deuten, behalten aus Zeiten größerer Abhängigkeit oftmals das Bedürfnis nach Hilfe oder zumindest äußerer Bestätigung. Diesem Anspruch müssen wir uns im Interesse der Patienten nach und nach entziehen.

Dosierte Hilfen

Um die Selbständigkeit der Patienten zu fördern, ist es daher von entscheidender Bedeutung, nur noch sparsam und dosiert zu helfen. Dazu gehört beispielsweise, eine Frage nicht unmittelbar und komplett zu beantworten, sondern dem Patienten durch Hinweise und Teilantworten zu helfen, die Antwort selbst zu finden. Es hat durchaus verwöhnenden Charakter, wenn immer jemand zur Stelle ist, den man fragen kann. Bald aber wird der Patient (mit seinen Angehörigen) alleine und eine Fachkraft nicht mehr immer zur Verfügung sein.

Änderungen

In der Evaluationsphase können und sollen durchaus noch Änderungen vorgenommen werden; die rasche Verfügbarkeit fotokopierter Abbildungen und die Ringbuchform machen dies jederzeit möglich. Man sollte jedoch vermeiden, kurz vor Abschluß der Maßnahme noch eine dem Patienten völlig neue Übung mit aufzunehmen, weil nicht mehr genügend Zeit für das Erarbeiten zur Verfügung steht.

Anpassung des Eigenprogramms an Zustandsänderungen

Es ist sehr wahrscheinlich, dass sich der körperliche Zustand des Betroffenen im Lauf der Zeit ändert. Im günstigsten Fall nimmt seine aktive und passive Beweglichkeit zu, so dass einige Dehnungsübungen durch anspruchsvollere ersetzt werden können. Im ungünstigsten Fall machen ein neuer Apoplex, Zusatzerkrankungen oder eine Zunahme der Spastizität eine Anpassung erforderlich.

Befindet sich der Patient ununterbrochen in therapeutischer Behandlung, ist es sinnvoll, wenn er das Programm in größeren Zeitabständen zur Therapie mitbringt und seinem Therapeuten zeigt, wie er die Übungen durchführt. Dies hilft, Durchführungsfehler zu korrigieren, die sich im Lauf der Zeit unbemerkt eingeschlichen haben. Und es gibt dem Therapeuten die Möglichkeit, die Übungen auf ihre Aktualität hin zu überprüfen und ggf. zu ändern.

6.10 Hinweise für den Patienten

Muss oder möchte der Patient mit Hilfe des Eigenprogramms eine längere therapiefreie Zeit überbrücken, sollte er sich aktiv um eine Wiederaufnahme der Therapie bemühen, wenn er feststellt, dass er die Übungen nicht mehr wie gewohnt durchführen kann. Neue oder andersartige Schmerzen können ein Grund hierfür sein, aber auch die Feststellung, dass das bisherige passive Bewegungsausmaß nicht mehr erreicht wird.

7 Erläuterung der Kopiervorlagen für Therapeuten und Hinweise in patientengerechter Sprache

Hinweise zur Verwendung der Kopiervorlagen

Bitte kopieren Sie stets das komplette A4-Blatt und falten sie es in der Mitte, um es dann in die Prospekthülle zu schieben; dies gibt mehr Festigkeit. Außerdem scheinen so Markierungen und Handschrift auf der Rückseite nicht durch.

Sortierung innerhalb der Tabelle

Sie finden unter
A: Lagerung
B: Rumpf, Hüftgelenke
C: Schulter, Arm, Hand
D: Bein, Fuß
E: Hinweise für Alltag

Hinweise und Hilfestellungen für Patienten

Bitte dem individuellen Bedarf entsprechend in das Eigenprogramm eintragen:
↘ ← → ↑ ↓ ↖ ↗ ↙
re., li., ?, !, !!, ...,
Vorsicht! Langsam! Achtung! Kein Schmerz! Nicht ruckartig!
Normal weiteratmen. Gleichmäßiger Druck! Nicht nachfedern!!
Bis 5 / 10 / 20 / 30 zählen! xx Sekunden, xx Minuten
Mit farbigen Stiften Markierungen anbringen

Bezeichnung der Körperhälfte in der nachfolgenden Tabelle für den Patienten

Um die unterstützenden schriftlichen Hinweise knapp halten zu können, wird empfohlen, die Bezeichnungen rechts (R) bzw. links (L) zu verwenden. Im Zusammenhang mit der jeweiligen Zeichnung dürften die meisten Patienten verstehen, welche Körperhälfte, welcher Arm oder welches Bein gemeint ist.

	Erläuterung für Therapeuten als Hilfe für Auswahl und Anleitung	**Hinweise für Patienten und Angehörige** auszugsweise, entsprechend dem individuellen Bedarf in das Eigenprogramm auch schriftlich übernehmen

A — LAGERUNG

A/1 Lagerung

Liegen auf der betroffenen Seite
- Grundposition
- Rückenstütze so gestalten, dass tatsächlich Gewicht nach dorsal abgegeben werden kann
- 5 - 10° Ellbogenflexion gewährleisten Bequemlichkeit und Entspannung

Liegen auf der rechten/linken Seite
- Kontrollpunkt „Schulter": ist sie weit genug nach vorne herausgeschoben?
- Kontrollpunkt „Rücken": reicht die Stütze im Rücken?
- Kontrollpunkt „unten liegendes Bein": liegt es flach und ungehindert auf der Matratze?
- Kontrollpunkt Achseln: Kleidung darf nicht einschneiden
- Längstens 2 Stunden
- Lage verändern, wenn Schmerz oder Unwohlsein (Unruhe) auftritt

A/2 Lagerung

Liegen auf der betroffenen Seite
- Kompromiss: mehr Ellbogenflexion
- Rückenstütze so gestalten, dass tatsächlich Gewicht nach dorsal abgegeben werden kann
- Wegnahme des Zugs vom M. biceps kann Schmerz verhindern

Liegen auf der rechten/linken Seite
- Kontrollpunkt „Schulter": ist sie weit genug nach vorne herausgeschoben?
- Kontrollpunkt „Rücken": reicht die Stütze im Rücken?
- Kontrollpunkt „unten liegendes Bein": liegt es flach und ungehindert auf der Matratze?
- Kontrollpunkt Achseln: Kleidung darf nicht einschneiden
- Längstens 2 Stunden
- Mulde in das Armkissen drücken, damit Arm nicht wegrollen kann
- Lage verändern, wenn Schmerz oder Unwohlsein (Unruhe) auftritt

A/3 Lagerung

Liegen auf der betroffenen Seite
- Kompromiss: stark angewinkelter Arm
- Trotzdem ausgiebige Protraktion der Schulter
- Rückenstütze so gestalten, dass tatsächlich Gewicht nach dorsal abgegeben werden kann
- Streckung des Arms nicht erzwingen, aber: nach und nach dickeres Armkissen für mehr Anteversion möglich?

Liegen auf der rechten/linken Seite
- Kontrollpunkt „Schulter": ist sie weit genug nach vorne herausgeschoben?
- Kontrollpunkt „Rücken": reicht die Stütze im Rücken?
- Kontrollpunkt „unten liegendes Bein": liegt es flach und ungehindert auf der Matratze?
- Kontrollpunkt Achseln: Kleidung darf nicht einschneiden
- Längstens 2 Stunden
- Das dickstmögliche Kissen verwenden, damit Arm viel Abstand zum Brustkorb bekommt
- Lage verändern, wenn Schmerz oder Unwohlsein (Unruhe) auftritt

A/4 Lagerung

Liegen auf der weniger betroffenen Seite
- Grundposition
- Vor dem Drehen weitestmöglich zur gegenüberliegenden Bettkante transferieren, da sonst keine sichere Platzierung der Kissen möglich ist

Liegen auf der rechten/linken Seite
- Vor dem Umdrehen ganz nah an die gegenüberliegende Bettkante rutschen, damit die Kissen Platz finden auf der Matratze
- Kontrollpunkt Achseln: Kleidung darf nicht einschneiden

Kopier-vorlage	**Erläuterung für Therapeuten** als Hilfe für Auswahl und Anleitung	**Hinweise für Patienten und Angehörige** auszugsweise, entsprechend dem individuellen Bedarf in das Eigenprogramm auch schriftlich übernehmen
	• Körper ventral mit Kissen gut und verlässlich abstützen, sonst gerät Patient nach und nach unfreiwillig in Bauchlage (bei verdrehter Halswirbelsäule) • Patienten helfen, geeignete Position für unteren Arm zu finden	• Kontrollpunkt „unten liegendes Bein": liegt es flach und ungehindert auf der Matratze? • Lücke zwischen Arm- und Beinkissen mit weiterem Kissen fest ausstopfen • Längstens 2 Stunden • Lage verändern, wenn Schmerz oder Unwohlsein (Unruhe) auftritt
A/5 Lagerung	**Liegen auf der weniger betroffenen Seite (Detail)** • Armkissen vom Gesicht fernhalten • Patient benötigt freie Sicht und ungehindertes Atmen	**Liegen auf der rechten/linken Seite** • Kissen muss den den ganzen Arm gut abstützen (von der Hand bis in die Achsel hinein) • Gesicht frei lassen
A/6 Lagerung	**Liegen auf der weniger betroffenen Seite** • Kompromiss: mit kleinem Armkissen • Zumindest die Skapula muss sich in Protraktion befinden (wenn Lagerung wie unter A/4 nicht vertragen oder toleriert wird) • Hand muss auf dem Kissen Halt finden	**Liegen auf der rechten/linken Seite** • Vor dem Umdrehen ganz nah an die gegenüber liegende Bettkante rutschen, damit das Beinkissen Platz findet auf der Matratze • Ein kleines Kissen „umarmen" • **Achtung:** Hand darf nicht umgebogen oder verdreht liegen • Kontrollpunkt Achseln: Kleidung darf nicht einschneiden • Kontrollpunkt „unten liegendes Bein": liegt es flach und ungehindert auf der Matratze? • Längstens 2 Stunden • Lage verändern, wenn Schmerz oder Unwohlsein (Unruhe) auftritt • Für Patienten, die sich nachts alleine drehen: kleines Kissen in Reichweite legen
A/7 Lagerung	**Vorbereitete Kissen für die Rückenlage** • Am Kopfkissen 80 x 80 cm auf weniger betroffener Seite die Ecke einstecken, damit diese Schulter direkt auf der Matratze aufliegen kann. Ergibt zusätzlich Materialgewinn zur Unterstützung des Kopfes (Liegen beide Schultern auf dem „Kopfkissen", wird der Verkürzung der Mm. pectorali Vorschub geleistet) • Zur Unterlagerung der betroffenen Schulter liegen die Zipfel von Kopf- und Armkissen flach (ausgeschüttelt) übereinander • Grundsätzlich 1 - 2 kleine Kissen bereithalten zur Optimierung der Lagerung • Kissen 80 x 80 cm zu einem langschenkligen Dreieck als Armkissen formen	**Kissen für die Rückenlage** • Kopfkissen wenn möglich vor dem Hinlegen vorbereiten: auf der rechten/linken Seite die Ecke fest hineinstopfen • Armkissen vorbereiten: Kopfkissen 80 x 80 cm auf eine Ecke stellen und gegenüberliegende Ecke tief und fest nach innen stopfen - (ergibt langschenkliges Dreieck), griffbereit zur Seite legen • Rechten/linken Zipfel vom Kopfkissen und oberen Zipfel des Armkissens flach streichen (= wenig Füllmaterial), beide übereinander gelegt gehören unter das rechte/linke Schulterblatt • 1 - 2 kleine Kissen bereit halten
A/8 Lagerung	**Rückenlage** • Komplette Unterlagerung mit großen Kissen	**Auf dem Rücken liegen** • Vorrangig für einen mehrstündigen ungestörten Schlaf

Kopier-vorlage	**Erläuterung für Therapeuten** als Hilfe für Auswahl und Anleitung	**Hinweise für Patienten und Angehörige** auszugsweise, entsprechend dem individuellen Bedarf in das Eigenprogramm auch schriftlich übernehmen
	• Besonders geeignet für erheblich immobile Patienten • Bei Schmerzen in Rücken, Hüftgelenken, Knie • Materialfülle dazu benutzen, betroffenes Bein in leichter Abduktion und Knie in leichter Flektion zu halten • Ferse freilagern, ggf. beide Fersen • Wenn Lage als zu „flach" empfunden wird, vorrangig Kopfkissen aufstocken, Argumente gegen per Lattenrost erhöhtes Kopfteil überzeugend darlegen	• auf normal flacher Matratze liegen • Bei Bedarf 2. Kopfkissen verwenden • Bitte bedenken: es schadet Ihnen, stets nur auf dem Rücken zu liegen
A/9 Lagerung	**Rückenlage** • Nur Arm- und Beckenkissen • Nur verwenden, wenn Kniegelenk droht an Streckfähigkeit zu verlieren (Beugesynergie im Bein überwiegt) • **Achtung:** kontraindiziert, wenn Strecksynergie im Bein überwiegt, da der Höhenunterschied zwischen Becken/Hüftgelenk und Ferse die Kniestreckung verstärkt	**Auf dem Rücken liegen** • Vorrangig für einen mehrstündigen ungestörten Schlaf • Auf normal flacher Matratze liegen • Bei Bedarf 2. Kopfkissen verwenden • Beckenkissen nach $1/2$ - 1 Stunde entfernen (lassen); Kniegelenk sollte nicht länger in voller Streckung liegen • Bitte bedenken: es schadet Ihnen, stets nur auf dem Rücken zu liegen
A/10 Lagerung	**Rückenlage: Becken unterlagern** • Angehörige schulen, damit sie das Beckenkissen platzieren können, ohne das Becken des Betroffenen zu heben	**Auf dem Rücken liegen** • aufgestelltes Bein in Kniehöhe zur Gegenseite bewegen, dadurch entsteht Platz unter dem Gesäß für das Kissen
A/11 Lagerung	**Rückenlage: nur Armkissen** • Für Personen mit zunehmenden aktiven Bewegungsmöglichkeiten bzw. Bewegungsdrang • Bei starkem Schwitzen unter „Volllagerung" (→ A/8)	**Auf dem Rücken liegen** • Vorrangig für einen mehrstündigen ungestörten Schlaf • Auf normal flacher Matratze liegen • Bei Bedarf 2. Kopfkissen verwenden • Arm auch dann unterlagern, wenn sich die Lage später, im Schlaf, verändert • Bitte bedenken: es schadet Ihnen, stets nur auf dem Rücken zu liegen
A/12 Lagerung	**Rückenlage** • Nur gerolltes Handtuch zwischen Arm und Rumpf (Form: zur Achsel hin konisch zulaufend) • Mit Zipfel des Kopfkissens die betroffene Schulter in Protraktion bringen • „Abstandhalter" für zunehmend aktive Personen, die sich vielleich auch schon alleine umdrehen können und durch Kissen behindert wären • Minimallösung bei starkem Schwitzen	**Auf dem Rücken liegen** • Vorrangig für einen mehrstündigen ungestörten Schlaf • Auf normal flacher Matratze liegen • Bei Bedarf 2. Kopfkissen verwenden • Handtuch so rollen (lassen), dass es zur Achsel hin schmaler zuläuft – es darf nicht am Oberarm innen drücken • Bitte bedenken: es schadet Ihnen, stets nur auf dem Rücken zu liegen

Kopier-vorlage	**Erläuterung für Therapeuten** als Hilfe für Auswahl und Anleitung	**Hinweise für Patienten und Angehörige** auszugsweise, entsprechend dem individuellen Bedarf in das Eigenprogramm auch schriftlich übernehmen
A/13 Lagerung	**Armlagerung im Sitzen** (Rollstuhl, Sessel, Sofa, Stuhl) • Betroffene Hand stets auf gegenseitigen Oberschenkel platzieren: hält die Schulter in Protraktion und die verletzungsgefährdete Hand im (mühelos kontrollierten) Blickfeld	**Armlagerung im Sitzen** (Rollstuhl, Sessel, Sofa, Stuhl) • Hand auf das gegenüber liegende Bein • Hand so hinlegen, dass Handrücken obenauf und Handgelenk abgestützt ist
A/14 Lagerung	**Armlagerung im Sitzen** (Rollstuhl, Sessel, Sofa, Stuhl) • Kleines Kissen wird zwar annähernd mittig im Schoß liegen, betroffene Hand jedoch stets Richtung des gegenseitigen Oberschenkels platzieren: hält die Schulter in Protraktion und verletzungsgefährdete Hand im (automatisch kontrollierten) Blickfeld • Kissen hilft dem Patienten, sich liebevoll um seine Hand zu kümmern (Schmusekissen) • Kissen verhindert, dass Hand zwischen die Oberschenkel rutscht	**Armlagerung im Sitzen** (Rollstuhl, Sessel, Sofa, Stuhl) • Hand in Richtung des gegenüber liegenden Beines • Hand so hinlegen, dass Handrücken obenauf und Handgelenk abgestützt ist • Kleines Kissen ergiebt angenehme Ablagefläche für die Hand
A/15a Lagerung	**Armlagerung im Sitzen** (Rollstuhl, Sessel, Sofa, Stuhl) • Großes Kissen • Aus dem Kissen ein langschenkliges Dreieck formen (→ 15/b), lange Seite längs des Körpers, mit hinterem, in den Rücken gesteckten Zipfel Rumpf in Protraktion bringen • Betroffene Hand stets in Richtung des gegenseitigen Oberschenkels platzieren: hält die Schulter in Protraktion und verletzungsgefährdete Hand im (mühelos kontrollierten) Blickfeld	**Armlagerung im Sitzen** (Rollstuhl, Sessel, Sofa, Stuhl) • Aus einem Kopfkissen 80 x 80 cm ein Dreieck formen: eine Ecke tief einstecken • Lange Seite des Dreiecks vom Rücken aus vor dem Bauch herumlegen, Arm bequem darauf ablegen • Hand zeigt in Richtung des gegenüber liegenden Beines • Hand so hinlegen, dass Handrücken obenauf und Handgelenk abgestützt ist
A/15b Lagerung	**Kissen in Dreieckform** • Eine Ecke dazu sehr tief nach innen stecken, Füllmaterial gleichmäßig verteilen • Zipfel, der für den Rumpf gedacht ist, flach streichen. Dieser Zipfel kann, zwischen Rumpf und Rückenlehne platziert, Rumpf in Protraktion bringen • Wird bei Schulterschmerz gut angenommen, wirkt lindernd	**Kissen in Dreieckform** • Aus einem Kopfkissen 80 x 80 cm ein Dreieck formen: eine Ecke tief einstecken
A/15c Lagerung	**Kissen als „Schiffchen"** (Rollstuhl, Sessel, Sofa, Stuhl) • Eine Seite des Kissens tief nach innen stecken	**Armlagerung im Sitzen** • Hand auf das gegenüber liegende Bein

Kopier-vorlage	**Erläuterung für Therapeuten** als Hilfe für Auswahl und Anleitung	**Hinweise für Patienten und Angehörige** auszugsweise, entsprechend dem individuellen Bedarf in das Eigenprogramm auch schriftlich übernehmen
	• Schiffchen ergibt eine tiefe Mulde für den Arm • Betroffene Hand in Richtung des gegenüber liegenden Beines platzieren: hält die Schulter in Protraktion und verletzungsgefährdete Hand im (mühelos kontrollierten) Blickfeld • **Achtung:** Armlage recht sicher, jedoch auch stark herabgesetzte Wahrnehmung	• Hand so hinlegen, dass Handrücken obenauf und Handgelenk abgestützt ist
A/16a Lagerung	**Im Rollstuhl: Therapietisch** • Indikationen beachten: ausgeprägte Sitzinstabilität, Neglect, Handödem, ausgeprägte Tiefensensibilitätsstörung, evtl. Schulterschmerz (Versuch), evtl. Anosognosie (Versuch) • Ausschließlich Therapie-Tische verwenden, die komplette Unterlagerung für Unterarm bieten und durchsichtig sind • Betroffene Hand stets in Richtung des gegenseitigen Oberschenkels platzieren: hält die Schulter in Protraktion und verletzungsgefährdete Hand im (mühelos kontrollierten) Blickfeld • Bei längerer Anwendung Druckentlastung des Ellbogens gewährleisten durch Ellbogen-polster (keine verrutschenden oder die Sicht nach unten behindernden Polsterteile auf den Therapietisch legen) • **Achtung:** Anwendungsgrund (Indikation) in kurzen Zeitabständen kritisch überprüfen, da sich die Benutzung eines Rollstuhltisches sehr nachteilig auswirken kann	**Armlagerung auf Rollstuhltisch** • Täglich xxx-Zeit (Häufigkeit, Dauer) verwenden • So nah wie möglich an den Bauch schieben • Wenn der Ellbogenknochen schmerzt: Polsterung direkt am Arm anbringen (Therapeutin informieren)
A/16b Lagerung	**Therapietisch:** **kleines Kissen zwischen Rumpf und Arm** • Einzig sinnvoller Platz für kleines Kissen. (unter dem Ellbogen plaziert → Handgelenk in Palmarflektion, unter der Hand plaziert → vermehrter Auflagedruck für Ellbogen. Größeres Kissen – ausreichend für Ellbogen und Hand → behindert die Sicht nach unten, lässt keine Aktivitäten auf dem Therapietisch zu) • Betroffene Hand stets in Richtung des gegenüber liegenden Beines platzieren: hält die Schulter in Protraktion und verletzungs-gefährdete Hand im (mühelos kontrollierten) Blickfeld	**Armlagerung auf Rollstuhltisch** • durch das kleine Kissen bekommt der Arm Abstand zum Brustkorb

Kopier-vorlage	**Erläuterung für Therapeuten** als Hilfe für Auswahl und Anleitung	**Hinweise für Patienten und Angehörige** auszugsweise, entsprechend dem individuellen Bedarf in das Eigenprogramm auch schriftlich übernehmen
A/16c Lagerung	**Korrekturbedarf** • Bei sehr schlanken Personen (und normal großem Körperausschnitt in der Tischplatte): kleines Kissen zwischen Rumpf und Arm zwingend • Wenn Arm nach außen „verloren" wird: kleine, gepolsterte Brüstung am Rollstuhl anbringen (aufgeschnittener Armaflex-Schlauch, gepolsterte Leiste – wenn Schraubvorrichtung am Therapietisch vorhanden)	**So darf es nicht aussehen...** • Arm darf nicht eingeklemmt sein • Arm darf nicht über die Tischkante seitlich herabhängen • Fuß muss flächig und sicher auf der Fußraste stehen
B/1 Rumpf	**Mobilisierendes Bewegen des Rumpfes** • Becken gegen Schultergürtel bewegen • Beide Arme liegen seitlich • Wirkung wird verstärkt, wenn die Arme großen Abstand zum Rumpf haben können • Idealerweise folgt ein Bein dem anderen jeweils zeitversetzt • Die Parallelbewegung der geschlossenen Beine ist weniger natürlich und weniger mobilisierend	**Ober- und Unterkörper beweglich halten** • Schultern liegen die ganze Zeit flach auf der Unterlage • die aufgestellten Beine mehrmals langsam nach rechts und links bewegen • die Beine abschließend auf jeder Seite eine kurze Zeit lang liegen lassen
B/2 Rumpf	**Mobilisierendes Bewegen des Rumpfes** • Becken gegen Schultergürtel bewegen, • Kompromiss: Hände liegen auf dem Bauch (bei ausgeprägter Beugesynergie oder bei Schulterschmerz) • Idealerweise folgt ein Bein dem anderen jeweils zeitversetzt • Die Parallelbewegung der geschlossenen Beine ist weniger natürlich und weniger mobilisierend	**Ober- und Unterkörper beweglich halten** • weil der Arm nicht seitlich abgelegt werden kann – oder dort während der Bewegungen nicht bleibt), wird er geschützt, indem die Hand, evtl. mit Hilfe der anderen Hand, auf Bauch oder Brustkorb abgelegt ist • Schultern liegen die ganze Zeit flach auf der Unterlage • Die aufgestellten Beine mehrmals langsam nach rechts und links bewegen • Die Beine abschließend auf jeder Seite eine kurze Zeit lang liegen lassen
B/3 Rumpf	**Mobilisierendes Bewegen des Rumpfes** • Becken gegen Schultergürtel • Kompromiss: betroffenes Bein ist übergeschlagen, weil es anders nicht in Beugung gehalten werden kann • Die Arme liegen seitlich • Wirkung wird verstärkt, wenn die Arme großen Abstand zum Rumpf haben können	**Ober- und Unterkörper beweglich halten** • Schultern liegen die ganze Zeit flach auf der Unterlage • Unteren Fuß (Standbein) zur Körpermitte rücken • Die Beine mehrmals langsam nach rechts und links bewegen • Die Beine abschließend auf jeder Seite eine kurze Zeit lang liegen lassen
B/4 Rumpf	**Mobilisierendes Bewegen des Rumpfes** • Becken gegen Schultergürtel bewegen • Kompromiss: betroffenes Bein ist übergeschlagen, weil es anders nicht in Beugung gehalten werden kann	**Ober- und Unterkörper beweglich halten** • Weil der Arm nicht seitlich abgelegt werden kann – oder dort während der Bewegungen nicht bleibt), wird er geschützt, indem die Hand, evtl. mit Hilfe der anderen Hand,

Erläuterung der Kopiervorlagen für Therapeuten und Hinweise in patientengerechter Sprache

	Erläuterung für Therapeuten	**Hinweise für Patienten und Angehörige**
Kopiervorlage	als Hilfe für Auswahl und Anleitung	auszugsweise, entsprechend dem individuellen Bedarf in das Eigenprogramm auch schriftlich übernehmen

	• Kompromiss: Hände liegen auf dem Bauch (bei ausgeprägter Beugesynergie oder bei Schulterschmerz)	auf Bauch oder Brustkorb abgelegt ist • Schultern liegen die ganze Zeit flach auf der Unterlage • Unteren Fuß (Standbein) zur Körpermitte rücken • Die Beine mehrmals langsam nach rechts und links bewegen • Die Beine abschließend auf jeder Seite eine kurze Zeit lang liegen lassen
B/5 Rumpf	**Rückenlage** • Entspannung der Rückenstrecker, Bewegen der Skapulae • Zuerst weniger betroffenes Bein anwinkeln und umfassen lassen, dann folgt betroffenes Bein • Leichte Schaukelbewegungen nach links und rechts • Geschlossene Knie sind ein Kompromiss, kein Vorteil • **Achtung:** Schaukeln in Längsrichtung vermeiden, es provoziert Beugesynergie („Hangeleffekt")	**Rückenschaukel „quer"** • Zuerst rechtes/linkes Bein anwinkeln und unterhalb des Knies umfassen, dann das andere Bein • Kleine Schaukelbewegungen nach links und rechts • Beide Ellbogen gestreckt lassen • Kopf liegen lassen • Entspannt die Rückenmuskeln
B/6 Rumpf	**Rückenlage** • Entspannung der Rückenstrecker, Bewegen der Skapulae • Kompromiss: Umfassen eines Knies ist nur im Faltgriff möglich • Zuerst mit dem weniger betroffenen Bein beginnen (→ mehr Schulterprotraktion), dann anderes Bein • Leichte Schaukelbewegungen nach links und rechts • **Achtung:** Schaukeln in Längsrichtung vermeiden, es provoziert Beugesynergie („Hangeleffekt") • **Achtung:** beide Beine gleichzeitig in den Faltgriff zu hängen ist wahrscheinlich schädigend (zu viel Druck für palmarflektiertes Handgelenk und Handwurzelknochen)	**Rückenschaukel „quer"** • Zuerst rechtes/linkes Bein anwinkeln und unterhalb des Knies umfassen, das andere Bein bleibt aufgestellt, später die Seite wechseln • Kleine Schaukelbewegungen nach links und rechts • Beide Ellbogen gestreckt lassen • Kopf liegen lassen • Entspannt die Rückenmuskeln
B/7 Rumpf	**Rückenlage** • Entspannung der Rückenstrecker, Bewegen der Skapulae • Kompromiss: Durchführung nur möglich, während das andere Bein ausgestreckt liegt. Möglicher Grund: das betroffene Bein kann nicht ohne fremde Hilfe aufgestellt oder in der aufgestellten Position stabilisiert werden	**Rückenschaukel „quer"** • Zuerst rechtes/linkes Bein anwinkeln und unterhalb des Knies umfassen, das andere Bein bleibt liegen, später die Seite wechseln • Kleine Schaukelbewegungen nach links und rechts • Beide Ellbogen gestreckt lassen • Kopf liegen lassen • Entspannt die Rückenmuskeln

Kopier-vorlage	**Erläuterung für Therapeuten** als Hilfe für Auswahl und Anleitung	**Hinweise für Patienten und Angehörige** auszugsweise, entsprechend dem individuellen Bedarf in das Eigenprogramm auch schriftlich übernehmen
	• Möglicher Grund für erwünschte Durchführung mit ausgestrecktem kontralateralen Bein: Dehnung der Hüftbeuger – wichtig, wenn Sitzen überwiegt • Kompromiss: Umfassen eines Knies ist nur im Faltgriff möglich • Leichte Schaukelbewegungen nach links und rechts • **Achtung:** Schaukeln in Längsrichtung vermeiden, es provoziert Beugesynergie („Hangeleffekt")	
B/8 Rumpf Schulter	**Rückenlage** • Diagonale Dehnung des Rumpfes • Arme währenddessen in Elevation (Faltgriff) • Beine sind aufgestellt • Ein Bein sinkt zur Seite Richtung Unterlage • Fuß auf Fuß platzieren • Arme werden im Faltgriff nach oben hinten geführt • Knie des aufgestellten Beines wird diagonal nach vorne (fußwärts) geschoben • Seite wird gewechselt	**Querdehnung Rumpf** • Ein Bein nach dem anderen aufstellen • Ein Bein zur Seite Richtung Unterlage sinken lassen • Fuß auf Fuß stellen • Knie des aufgestellten Beines 2/3/4 mal langsam schräg nach vorne schieben und jeweils 6 - 10 sec. halten • Beim ersten Mal die Arme noch auf dem Bauch liegen lassen, dann die Dehnung mit erhobenen Armen • Seite wechseln • **Achtung:** Schulter darf nicht wehtun
B/9 Rumpf Schulter	**Rückenlage** • Diagonale Dehnung des Rumpfes: gefaltete Hände währenddessen unter dem Kopf • Beine sind aufgestellt • Ein Bein sinkt zur Seite Richtung Unterlage • Fuß auf Fuß platzieren • Arme werden im Faltgriff nach oben geführt, gefaltete Hände unter den Kopf gelegt • Knie des aufgestellten Beines wird diagonal nach vorne (fußwärts) geschoben • Seite wird gewechselt	**Querdehnung Rumpf** • Ein Bein nach dem anderen aufstellen • Bein zur Seite Richtung Unterlage sinken lassen • Fuß auf Fuß stellen • Knie des aufgestellten Beines 2/3/4 mal langsam schräg nach vorne schieben und jeweils 6 - 10 sec. halten • Beim ersten Mal die Arme noch auf dem Bauch liegen lassen, dann die Dehnung mit Händen unter dem Kopf • Seite wechseln • **Achtung:** Schulter darf nicht wehtun
B/10 Rumpf	**Rückenlage** • Diagonale Dehnung des Rumpfes: Arme liegen seitlich – eine andere Armlage würde während der Dehnung Schmerzen bereiten • Beine sind aufgestellt • Ein Bein sinkt zur Seite Richtung Unterlage • Fuß auf Fuß platzieren • Arme werden im Faltgriff nach oben geführt, gefaltete Hände unter den Kopf gelegt • Knie des aufgestellten Beines wird diagonal nach vorne (fußwärts) geschoben • Seite wird gewechselt	**Querdehnung Rumpf** • Ein Bein nach dem anderen aufstellen • Bein zur Seite Richtung Unterlage sinken lassen • Fuß auf Fuß stellen • Knie des aufgestellten Beines 2/3/4 mal langsam schräg nach vorne schieben und jeweils 6 - 10 sec. halten • Seite wechseln • **Achtung:** Schulter darf nicht wehtun

	Erläuterung für Therapeuten	**Hinweise für Patienten und Angehörige**
Kopiervorlage	als Hilfe für Auswahl und Anleitung	auszugsweise, entsprechend dem individuellen Bedarf in das Eigenprogramm auch schriftlich übernehmen

B/11 Rumpf

Rückenlage
- Diagonale Dehnung des Rumpfes: Hände liegen auf dem Bauch/Brustkorb, weil eine andere Armlage Schmerzen bereiten oder während der Dehnung nicht beibehalten werden könnte
- Beine sind aufgestellt
- Ein Bein sinkt zur Seite Richtung Unterlage
- Fuß auf Fuß platzieren
- Knie des aufgestellten Beines wird diagonal nach vorne (fußwärts) geschoben
- Seite wird gewechselt

Querdehnung Rumpf
- Ein Bein nach dem anderen aufstellen
- Bein zur Seite Richtung Unterlage sinken lassen
- Fuß auf Fuß stellen
- Knie des aufgestellten Beines 2/3/4 mal langsam schräg nach vorne schieben und jeweils 6 - 10 sec. halten
- Seite wechseln
- **Achtung:** Schulter darf nicht wehtun

B/12 Hüfte

Dehnung der Hüftadduktoren
- Kontralaterales Bein ist aufgestellt zum Schutz gegen Hyperlordosierung der Lendenwirbelsäule

Innenseite des rechten/linken Beines dehnen
- So nah wie möglich an die Kante von Bett/Sofa rutschen
- **Achtung:** Kante der Unterlage darf am Bein keinen Druckschmerz verursachen

B/13 Rumpf Hüfte Schulter

Mobilisation im Sitzen
- Flektion von Wirbelsäule und Hüftgelenken, Mobilisation Schultergürtel mit der Schwerkraft
- Füße in Beckenbreite
- Mehrmals langsam abwechselnd rechts und links an den Schienbeinen entlang
- Abschluss wenn möglich: über dem weniger betroffenen Bein gebeugt die Arme maximal nach vorne führen lassen (+ Elevation), Ellbogen bleiben gestreckt

Im Sitzen die Füße erreichen
- Mit gefalteten Händen langsam an den Schienbeinen herunter- und herauffahren
- Links und rechts mehrmals abwechselnd

B/14 Rumpf Hüfte Schulter

Mobilisation im Sitzen
- Flektion von Wirbelsäule und Hüftgelenken, Mobilisation Schultergürtel mit der Schwerkraft, Arme hängen seitlich herab
- Füße stehen hüftgelenk- oder beckenbreit
- Beim Hochkommen Abstützen mit Arm erlauben

Im Sitzen die Füße erreichen
- Kopf so weit wie möglich zu den Knien bringen
- Rechter/linker Arm darf anschließend beim Aufrichten helfen

B/15 Hüftgelenke

Beine überschlagen im Sitzen
- Aufrichtung im Sitz (Beckenkippung) erreichen
- **Achtung:** kontraindiziert bei ausgeprägter Gonarthrose, ausgeprägten Varizen (evtl. postthrombotisches Syndrom) oder frisch implantierter Hüft-Totalendoprothese

Beine überschlagen
- Jedes Bein einmal überschlagen
- Für jeweils ein paar Minuten so sitzen (evtl. während des Fernsehens oder während einer Unterhaltung)
- So gerade wie möglich sitzen

Kopier-vorlage	**Erläuterung für Therapeuten** als Hilfe für Auswahl und Anleitung	**Hinweise für Patienten und Angehörige** auszugsweise, entsprechend dem individuellen Bedarf in das Eigenprogramm auch schriftlich übernehmen
B/16a Hüftgelenke	**Beine überschlagen im Sitzen** • Mittels Faltgriff, um ausgeprägte kompensatorische Bewegungen zum Ausgleich für fehlende selektive Beinfunktion zu vermeiden • Aufrichtung im Sitz (Beckenkippung) erreichen • **Achtung:** kontraindiziert bei ausgeprägter Gonarthrose, ausgeprägten Varizen (evtl. postthrombotisches Syndrom) oder frisch implantierter Hüft-Totalendoprothese	**Beine überschlagen** • Zum Überschlagen das rechte/linke Bein mit gefalteten Händen unterstützen • Dabei mit gestreckten Armen das Gewicht nach hinten verlagern („Waage"), dadurch wird das Überschlagen des Beines erleichtert
B/16b Hüftgelenke	**Sitz: kontralaterales Bein überschlagen** • Falls für beide Beine getrennt Erinnerungshilfen/Hinweise nötig sind • Falls Durchführung nur mit dem weniger betroffenen Bein möglich ist	**Beine überschlagen**
C/1a Schulter	**Rückenlage** • Zur Verbesserung der Skapula-Verschieblichkeit (Ab-/Adduktion) • Beide Beine sind aufgestellt • Arme weit zwischen Mitte und weniger betroffener Seite hin und her bewegen mittels Handgelenkgriff • Diese Aktivität sollte Elevation stets vorausgehen • Ggf. C/1a und C/1b kombinieren	**Schultergelenk bewegen** • Rechten/linken Arm am Handgelenk fassen und Richtung Zimmerdecke halten • Leichten Zug zur Zimmerdecke hin beibehalten • Arme mehrmals langsam zwischen Mitte und rechter/linker Seite hin und her bewegen
C/1b Schulter	**Rückenlage** • Zur Verbesserung der Skapula-Verschieblichkeit (Ab-/Adduktion) • Beide Beine sind aufgestellt • Arme weit zwischen Mitte und betroffener Seite hin und her bewegen mittels Handgelenkgriff • Ggf. C/1a und C/1b kombinieren • **Achtung:** in dieser Bewegungsrichtung häufig keine ausreichende Kontrolle des Patienten für Protraktion	**Schultergelenk bewegen** • Rechten/linken Arm am Handgelenk fassen und Richtung Zimmerdecke halten • Leichten Zug zur Zimmerdecke hin beibehalten • Arme mehrmals langsam zwischen Mitte und rechter/linker Seite hin und her bewegen
C/2a Schulter	**Rückenlage** • Zur Verbesserung der Skapula-Verschieblichkeit (Ab-/Adduktion) • Kompromiss: nur das weniger betroffene Bein ist aufgestellt, weil das betroffene nicht ohne fremde Hilfe aufgestellt oder in der Position während der Bewegungen nicht stabilisiert werden kann	**Schultergelenk bewegen** • rechten/linken Arm am Handgelenk fassen und Richtung Zimmerdecke halten • Leichten Zug zur Zimmerdecke hin beibehalten • Arme mehrmals langsam zwischen Mitte und rechter/linker Seite hin und her bewegen

Kopier-vorlage	**Erläuterung für Therapeuten** als Hilfe für Auswahl und Anleitung	**Hinweise für Patienten und Angehörige** auszugsweise, entsprechend dem individuellen Bedarf in das Eigenprogramm auch schriftlich übernehmen
	• Arme weit zwischen Mitte und weniger betroffener Seite hin und her bewegen mittels Handgelenkgriff • Diese Aktivität sollte Elevation stets vorausgehen • Ggf. C/2a und C/2b kombinieren	
C/2b Schulter	**Rückenlage** • Zur Verbesserung der Skapula-Verschieblichkeit (Ab-/Adduktion) • Kompromiss: nur das weniger betroffene Bein ist aufgestellt, weil das betroffene nicht ohne fremde Hilfe aufgestellt oder in der Position während der Bewegungen nicht stabilisiert werden kann • Arme weit zwischen Mitte und betroffener Seite hin und her bewegen mittels Handgelenkgriff • Ggf. C/1a und C/1b kombinieren • **Achtung:** in dieser Bewegungsrichtung häufig keine ausreichende Kontrolle des Patienten für Protraktion	**Schultergelenk bewegen** • Rechten/linken Arm am Handgelenk fassen und Richtung Zimmerdecke halten • Leichten Zug zur Zimmerdecke hin beibehalten • Arme mehrmals langsam zwischen Mitte und rechter/linker Seite hin und her bewegen
C/3 Arm	**Handgelenkgriff** • Für eine ausgiebige Protraktion der betroffenen Schulter ist der Faltgriff dann nicht geeignet, wenn die Arme nach rechts und links bewegt werden sollen bzw. Umdrehen in Seitlage geplant ist • Geeigneter „Ausweichgriff", wenn Faltgriff nicht möglich ist (Schwellung, Kontraktur, massive Spastik) • Wer wenig Kraft hat, kann Arm mittels Handgelenkgriff leichter in der Protraktion halten als mittels Faltgriff (bspw. bei Elevation im Liegen)	**Handgelenkgriff** • Zur sicheren Führung des rechten/linken Armes
C/4 Schulter	**Elevation in Rückenlage** • Beine sind aufgestellt, im Faltgriff (ggf. Handgelenkgriff) Arme parallel Richtung Zimmerdecke und nach hinten (kopfwärts) führen • Caudales Gleiten des Humeruskopfes unterstützen durch „geschlängelte Bewegungsführung" oder kleine Gegenbewegungen (links/rechts) der aufgestellten Beine • Muskelentspannung fördern durch Ausatmen gegen Widerstand oder vorübergehendes Verharren am jeweiligen Endpunkt: Arme können meist noch etwas weiter sinken	**Schultergelenk bewegen** • Beide Beine aufstellen • Ganz langsam die Arme nach oben (Richtung Zimmerdecke) und hinten (kopfwärts) führen • In der weitestmöglichen schmerzfreien Position xxx Sekunden bleiben • Arme unter Zug zur Zimmerdecke zurückholen, Hände auf dem Bauch ablegen

Kopier-vorlage	**Erläuterung für Therapeuten** als Hilfe für Auswahl und Anleitung	**Hinweise für Patienten und Angehörige** auszugsweise, entsprechend dem individuellen Bedarf in das Eigenprogramm auch schriftlich übernehmen
C/5 Schulter	**Elevation/ Außenrotation und Abduktion in Rückenlage** • Beine sind aufgestellt • gefaltete Hände liegen unter dem Kopf • Ellenbogen sollen nach und nach weiter nach unten sinken	**Schultergelenk bewegen** • Beide Beine aufstellen • Hände falten, Arme zur Zimmerdecke führen und von dort gut/bequem unter dem Kopf lagern • Zeit lassen: durch Entspannung der Muskulatur sinken die Ellenbogen noch weiter nach unten • Arme über Zug zur Zimmerdecke zurück auf den Bauch bringen
C/6 Schulter	**Elevation/ Außenrotation und Abduktion in Rückenlage** • Beine sind aufgestellt, gefaltete Hände liegen gedreht auf der Stirn • Ellenbogen sollen nach und nach noch weiter nach unten sinken	**Schultergelenk bewegen** • Beide Beine aufstellen • Hände falten, Arme zur Zimmerdecke führen und von dort auf der Stirn ablegen, die gefalteten Hände drehen (Handinnenflächen schauen zur Zimmerdecke) • Zeit lassen: durch Entspannung der Muskulatur sinken die Ellenbogen noch weiter nach unten • Faltgriff wieder zurückdrehen, Arme über Zug zur Zimmerdecke zurück auf den Bauch bringen • **Achtung:** Faltgriff auf der Stirn und während der Entspannungsphase nicht versehentlich lösen
C/7a Schulter	**Drehen auf die betroffene Seite:** • Arme mittels Handgelenkgriff weit zur Gegenseite führen und dort halten	**Nach rechts/links drehen** • Arme weit zur Gegenseite führen und dort halten • Drehen mit den Beinen zuerst • Arme später folgen lassen
C/7b	• Drehung mit den Beinen einleiten, Arme verzögert nachkommen lassen	
C/7c	• Handgelenkgriff	
C/8 Schulter	**Drehen auf die betroffene Seite** • Horizontale Abduktion erreichen • Nach dem Drehen Arm platzieren • Ggf. Unterarm mit einem kleinen Gewicht beschweren (Kirschkern-, Sand- oder Hirsesack, Gelpack)	**Nach rechts/links drehen** • Nach dem Drehen Handgelenkgriff lösen • Ggf. Unteram in die richtige Position bringen, vor allem sinken lassen (Ellbogenstreckung) • Ggf. Unterarm mit einem kleinen Gewicht beschweren (Kirschkern-, Sand- oder Hirsesack, Gelpack)
C/9 Schulter	**Rückenlage** • Langsam auf den Rücken zurückdrehen, während Arm in Abduktion liegen bleibt • Dehnung wirken lassen	**Zurück drehen auf den Rücken** • Drehung ganz langsam ausführen, damit der Arm seitlich liegen bleibt • Mind. 20 sec. in der Dehnlage bleiben • Wenn Schmerzen auftreten: die Übung abbrechen, möglichst noch einmal sorgfältig vorbereiten und dann wiederholen

	Erläuterung für Therapeuten	**Hinweise für Patienten und Angehörige**
Kopiervorlage	als Hilfe für Auswahl und Anleitung	auszugsweise, entsprechend dem individuellen Bedarf in das Eigenprogramm auch schriftlich übernehmen

C/10
Schulter

Arm aus der Abduktion zurückholen
- Abduziert liegenden Arm mittels Handgelenkgriff zurückholen
- Oder: Patient wird nach dieser Dehnungsübung ohnehin (über die Seitlage) aufstehen und dreht sich deshalb nur zum Arm hin

Seitlich liegenden Arm zurückholen
- In die Seitlage, zum Arm zurück, drehen
- Arm mittels Handgelenkgriff zurückholen
- Oder über die Seitlage aufstehen

C/11a
Rumpf
Schulter
Arm

Sitz
- Weniger betroffenes Bein ist übergeschlagen
- betroffener Arm wird über den oben liegenden Oberschenkel geführt und in Supination, Außenrotation und Ellbogenstreckung gedehnt

„Korkenzieher"
- Linkes/rechtes Bein ist übergeschlagen
- Linker/rechter Arm so über den Oberschenkel legen, dass Innenseite oben liegt
- „Korkenzieher"-Dehnung verstärken
- Ellbogen strecken

C/11b
Arm
Hand

Handgelenk und Finger strecken
- Füße stehen hüftgelenk- oder beckenbreit
- Adduzierter, außenrotierter, supinierter Arm wird über gegenüberliegenden Oberschenkel geführt
- Dehnung in Dorsalextension und Streckung aller Finger über der Außenkante des Oberschenkels
- Gute Vorbereitung für Armstütz

Handgelenk und Finger strecken
- Arm und Hand strecken
- Außenkante Bein als Gegenhalt benutzen
- Streckung ein paar Sekunden beibehalten

C/11c

Detail Hand

C/12
Hand

Sitz: Mobilisation Arm und Hand
- Im „offenen" Faltgriff durch Bewegungen nach links und rechts Handgelenk vorbereitend mobilisieren
- Vorbereitung für Armstütz bzw. ausgedehnte Dorsalextension

Handgelenk bewegen
- Durch langsames Hin und Her das Handgelenk nachgiebiger machen (für die Streckung = Handhebung)

C/13
Arm
Hand

Sitz: Flexoren dehnen
- „Umgedrehten" Faltgriff zwischen den Unterschenkeln herunterführen
- Daumen kann dabei in der Regel nicht unterstützt bleiben und zieht in Adduktion und Flektion – muss hingenommen werden
- Nur verwenden, wenn ein ausgiebigerer (effektiverer) Armstütz nicht ausgeführt werden kann
- Für Patienten, die zu einem effektiveren Armstütz in der Lage sind, trotzdem eine willkommene Streckmöglichkeit für zwischendurch

Arm und Hand dehnen
- Füße breit aufstellen
- Arme mit „umgedrehtem" Faltgriff zwischen den Beinen langsam nach unten führen
- Dehnung wirken lassen, danach geht es vielleicht noch etwas tiefer

Kopiervorlage	**Erläuterung für Therapeuten** als Hilfe für Auswahl und Anleitung	**Hinweise für Patienten und Angehörige** auszugsweise, entsprechend dem individuellen Bedarf in das Eigenprogramm auch schriftlich übernehmen
C/14 Arm Hand	Armstütz im Stand • Mit „umgedrehtem" Faltgriff auf Tischfläche stützen • **Achtung:** nur effektiv, wenn aktive Ellbogenextension vorhanden	Auf Tisch stützen • Die gefalteten Hände „umgedreht" auf Tischplatte legen • Beide Ellbogen strecken • Gewicht auf die Hände geben, während die Ellbogen gestreckt bleiben • Ruhig und gleichmäßig vorgehen
C/15a Arm Hand	Armstütz an Wand • Größere Effektivität der Dehnung gegenüber einigen anderen Dehnübungen durch zusätzliche Anteversion • Hand wird frontal in Schulterhöhe platziert • Ellbogenextension wird unterstützt durch andere Hand (Außenrotation, Extension) • Langsam und vorsichtig Druck gegen die Hand verstärken lassen	An Wand stützen • Flache Hand in Schulterhöhe an der Wand auflegen • Ellbogenstreckung unterstützen durch Dreh- /und Haltegriff mit der anderen Hand (Oberarm nach auswärts drehen) • Vorsichtig Gewicht auf die Hand geben (Druck nur langsam verstärken) • Zum Beenden der Dehnung zuerst den Ellbogen beugen (sich beugen lassen), dann einen Schritt zur Wand hingehen und dem Arm herunterhelfen • **Achtung:** Arm keinesfalls einfach fallen lassen
C/15b Arm Hand	Armstütz an Wand • Gesteigerte Effektivität der Dehnung durch zusätzliche Abduktion • Arm/ Hand in vorheriger Position (C/15a) belassen und in kleinen Schritten vom Arm wegdrehen • Setzt zwingend aktive Ellbogenextension voraus	An Wand stützen • Hand in der Position lassen, Ellbogen gestreckt lassen • Langsam, in ganz kleinen Drehschritten, vom Arm wegdrehen • Anhalten, falls die Dehnung unangenehm stark oder sogar schmerzhaft wird • Zum Schluß zurück drehen zum Arm und einen Schritt hin zur Wand, den Arm langsam herunternehmen
C/16 Arm Hand	Armstütz auf Fußbank • Kompromiss: Schulter in Adduktion und evtl. leichter Innenrotation • Besser höhere als niedrige Fußbank verwenden • Öffnen / Offenhalten der Hand muss bereits im Schoß erfolgen • Herabführen der offen gehaltenen Hand auf die Stützfläche • Platzierung von Hand und Fingern optimieren • Freie Hand unterstützt den Ellbogen in der Streckung • Langsam und kontinuierlich Druck auf die Hand verstärken	Auf Fußbank stützen • Die Hand mit gestreckten Fingern auf der Fußbank ablegen • Lage von Hand und Fingern verbessern • Mit freier Hand die Ellbogenstreckung unterstützen • Auf gestreckten Arm langsam und gleichmäßig etwas mehr Gewicht (Druck) geben

Kopiervorlage	**Erläuterung für Therapeuten** als Hilfe für Auswahl und Anleitung	**Hinweise für Patienten und Angehörige** auszugsweise, entsprechend dem individuellen Bedarf in das Eigenprogramm auch schriftlich übernehmen
C/17a Arm Hand	**Armstütz** **unter dem kontralateralen Oberschenkel** • Kompromiss: Schulter in Adduktion und Innenrotation • Unterlage (Sitz) darf nicht zu weich sein • Geöffnete Hand unter kontralateralem Bein platzieren • Bein absetzen	**Unter dem gegenüber liegenden Bein stützen** • Hand und Finger sorgfältig in die richtige Lage bringen (Finger spreizen) • Bein absetzen, dadurch bleibt Hand am richtigen Ort
C/17b	• Freie Hand zieht Ellbogen in die Streckung • Auf Rückenstreckung achten • Gewicht auf die Stützhand geben lassen • **Achtung:** bei ausgeprägter Tiefensensibilitätsstörung nicht geeignet, weil keine visuelle Kontrolle der Hand möglich ist	• Mit der freien Hand den Ellbogen strecken • Im Rücken aufrichten • Gewicht auf die Stützhand geben
C/18a Arm Hand	**Kopf in beide Hände stützen** • Patient sitzt ganz nah und vorgeneigt am Tisch • Bringt zuerst die betroffene Hand in die richtige Position, sorgt für Stabilität	**Kopf in die Hände stützen** • Ganz nah und vorgeneigt am Tisch sitzen • Zuerst dem rechten/linken Arm helfen: viel Zeit nehmen, bis die Hand an der richtigen Stelle und die Position stabil ist • Dann die gleiche Position mit dem anderen Arm einnehmen • Entspannung für 5 min. möglich? Vielleicht die Augen schließen.
C/18b Arm Hand	**Wange in die betroffene Hand stützen** • Patient sitzt ganz nah und vorgeneigt am Tisch • Bringt die betroffene Hand in die richtige Position, stabilisiert mit der anderen Hand	**Wange in die betroffene Hand schmiegen** • Ganz nah und vorgeneigt am Tisch sitzen • Dem Arm helfen, in die richtige Position zu kommen • Die Position mit der anderen Hand absichern • Entspannung für 5 min. möglich? Vielleicht die Augen schließen
D/1 Bein Fuß	**Dehnung der Beinextensoren** • Fuß auf der Sitzfläche absetzen • Zusätzlich die Zehen strecken • Erfordert gutes Sitzgleichgewicht und recht gute (vorbestehende) passive Beweglichkeit	**Im Sitzen Bein maximal beugen** • Bein stark anwinkeln und Fuß auf der Sitzfläche absetzen • Zehen Richtung Zimmerdecke dehnen
D/2 Wade Fuß	**Dehnung von Wade und Fuß** • Füße stehen hüftgelenkbreit • Betroffener Fuß etwas zurück gesetzt (hinter dem Knie, näher am Gesäß) • Zehen stehen auf einer Rolle (z.B. fest zusammen gerolltes Staubtuch, evtl. mit Anti-Rutsch-Folie umwickelt) • Ferse muss zum Boden sinken können	**Wade und Fuß dehnen** • Füße haben Abstand • Rechte/linke Ferse steht etwas hinter dem Knie • Zehen des rechten/linken Fußes stehen auf einer festen Rolle • Ferse sinkt langsam zum Boden

Kopier-vorlage	**Erläuterung für Therapeuten** als Hilfe für Auswahl und Anleitung	**Hinweise für Patienten und Angehörige** auszugsweise, entsprechend dem individuellen Bedarf in das Eigenprogramm auch schriftlich übernehmen
D/3 Wade Fuß	Dehnung von Wade und Fuß • Patient steht mit Rücken hüftgelenkbreit vor einer Wand oder Schranktür • Mit beiden Füßen auf einer schrägen Ebene (Sitzkeilkissen oder extra angefertigtes Brett) • Lässt die Fersen bodenwärts sinken	Wade und Fuß dehnen • Mit dem Rücken vor einer Wand stehen • Füße haben Abstand • Fersen berühren den Boden oder die dünnste (auslaufende) Stelle des Keilkissens • Zeichen für erfolgreiche Dehnung: die Fersen waren anfangs kaum belastet und berühren nun mit vollem Druck den Boden
D/4 Wade Fuß	Dehnung von Wade und Fuß • Patient steht hüftgelenkbreit neben einem Stuhl und sichert sich an der Rückenlehne ab • Steht mit beiden Füßen auf einer schrägen Ebene (Sitzkeilkissen oder extra angefertigtes Brett) • Lässt die Fersen bodenwärts sinken	Wade und Fuß dehnen • Seitlich neben einem Stuhl stehen • Füße haben Abstand • Halt an der Rückenlehne des Stuhls gibt Sicherheit • Fersen berühren den Boden oder die dünnste (auslaufende) Stelle des Keilkissens • Zeichen für erfolgreiche Dehnung: die Fersen waren anfangs kaum belastet und berühren nun mit vollem Druck den Boden
D/5 Wade Fuß	Dehnung von Wade und Fuß • Patient steht hüftgelenkbreit neben einem Stuhl und sichert sich an der Rückenlehne ab • Zehen stehen auf einer Rolle (z.B. fest zusammen gerolltes Staubtuch, evtl. mit Anti-Rutsch-Folie umwickelt) • Lässt die Ferse des betroffenen Beines bodenwärts sinken	Wade und Fuß dehnen • Seitlich neben einem Stuhl stehen • Füße haben Abstand • Halt an der Rückenlehne des Stuhls gibt Sicherheit • Unter den Zehen des rechten/linken Fußes liegt eine Rolle • Zeichen für erfolgreiche Dehnung: die Ferse war anfangs kaum belastet und berührt nun mit vollem Druck den Boden
D/6 Wade Fuß	Dehnung von Wade und Fuß • Verstärkt durch Einbeinstand • Patient steht hüftgelenkbreit neben einem Stuhl und sichert sich an der Rückenlehne ab • Zehen stehen auf einer Rolle (z.B. fest zusammen gerolltes Staubtuch, evtl. mit Anti-Rutsch-Folie umwickelt) • Hebt kontralateralen Fuß • Lässt die Ferse des betroffenen Beines bodenwärts sinken • **Achtung:** gesteigerter Dehneffekt ist nur dann zu erwarten, wenn Patient sein Gewicht nicht reaktiv vermehrt auf die Stuhllehne verlagert	Wade und Fuß dehnen • Seitlich neben einem Stuhl stehen • Füße haben Abstand • Halt an der Rückenlehne des Stuhls gibt Sicherheit • Unter den Zehen des rechten/linken Fußes liegt eine Rolle • Den anderen Fuß kurz in die Luft heben, um die Dehnung zu verstärken • Zeichen für erfolgreiche Dehnung: die Ferse war anfangs kaum belastet und berührt nun mit vollem Druck den Boden

D

BEIN, FUSS

	Erläuterung für Therapeuten	**Hinweise für Patienten und Angehörige**
Kopiervorlage	als Hilfe für Auswahl und Anleitung	auszugsweise, entsprechend dem individuellen Bedarf in das Eigenprogramm auch schriftlich übernehmen
E/1 Hinweis für Alltag	**Lagerung des Arms am Tisch** • Protraktion der Schulter bzw. Eigenkontrolle erarbeiten (auch: Wahrnehmung für assoziierte Reaktionen während Tätigkeiten wie Essen, Brot streichen u.a.) • Kleines Stück Anti-Rutsch-Folie unter dem Arm kann leichte Zieh-Tendenz nach hinten (Retraktion) ausgleichen	**An einem Tisch sitzen** • Stets so nah an den Tisch heranrücken, dass der Arm mit auf der Tischplatte liegen kann • Arm bleibt besser liegen, wenn Sie leicht vorgeneigt sitzen (wie beim Schreiben oder Essen) • Rutschtendenz nach hinten entgegenwirken: Sitzhaltung verbessern (Schulter nach vorne bringen), Stoff-Tischtuch abnehmen, Anti-Rutsch-Folie unter den Arm legen
E/2 Hinweis für Alltag	**Armlagerung bei der Körperpflege am Waschbecken** • Waschbecken mit Wasser füllen lassen • Unterarm und Hand ins Wasser legen lassen (Hand kann stets etwas intensivere Reinigung gebrauchen)	**Arm waschen** • Nah an das Waschbecken heranrücken (-fahren) • Wasser einlaufen lassen • **Achtung:** sicherheitshalber Wassertemperatur mit der anderen Hand prüfen • Angewinkelten Arm mit Hilfe der anderen Hand anheben, Oberkörper vorneigen und angewinkelten Arm ins gefüllte Waschbecken legen • Zuerst Achsel waschen (ist jetzt gut zugänglich), dann Arm und Hand reinigen
E/3 Hinweis für Alltag	**Arm kurzzeitig hängen lassen** • Bei Verrichtungen am Unterkörper den Arm seitlich herab hängen lassen (statt ihn im Schoß einzuklemmen) • Wirkt mobilisierend für Skapula und Humeroskapulargelenk • Handödem und Subluxationsstellung des Humeruskopfes sprechen nicht gegen ein kurzzeitiges Herabhängen	**Unterkörper versorgen** • Beim Vornüberbeugen zum Waschen, An- und Auskleiden den Arm seitlich herabhängen lassen (statt ihn im Schoß einzuklemmen) • Nach dem Aufrichten wieder in den Schoß holen

8 Literatur

Bobath B (1998) Die Hemiplegie Erwachsener. Befundaufnahme, Beurteilung und Behandlung. Thieme, Stuttgart

Bundesarbeitsgemeinschaft für Rehabilitation (1994) Rehabilitation Behinderter. Schädigung – Diagnostik – Therapie – Nachsorge. Wegweiser für Ärzte und weitere Fachkräfte der Rehabilitation. Deutscher Ärzte-Verlag, Köln

Butler D (1995) Mobilisation des Nervensystems. Springer Berlin Heidelberg New York Tokyo

Canobbio M (1998) Praxishandbuch Patientenschulung und -beratung. Ullstein Medical, Wiesbaden

Davies PM (1986) Hemiplegie. Anleitung zu einer umfassenden Behandlung von Patienten mit Hemiplegie. Springer, Berlin Heidelberg New York Tokyo

Davies PM (1995) Wieder Aufstehen. Frühbehandlung und Rehabilitation für Patienten mit schweren Hirnschädigungen. Springer, Berlin Heidelberg New York Tokyo

Frommelt P, Grötzbach H (Hrsg) 1999: NeuroRehabilitation. Grundlagen, Praxis, Dokumentation. Blackwell Wissenschaft, Berlin Wien

Gisler T (1998) Differenzierungen im Beweglichkeitstraining. Funktionelle Entspannung, Mobilisation, Strukturelle Verlängerung. Thieme, Stuttgart New York

Hummelsheim H (1998): Neurologische Rehabilitation. Springer Verlag Berlin Heidelberg New York Tokyo

König K (1994) Mit körperlich Kranken umgehen. Kleiner Ratgeber für die Fachberufe im Gesundheitswesen. Springer, Berlin Heidelberg New York Tokyo

Perfetti C (1997): Der hemiplegische Patient. Kognitiv-therapeutische Übungen. Pflaum, München

Scholz H (1999) Kommunikation im Gesundheitssystem. Handbuch zur Konfliktvermeidung. Hogrefe, Göttingen

Spring H, Illi U, Kunz H-R, Röthlin K, Schneider W, Tritschler T (1988) Dehn- und Kräftigungsgymnastik. Stretching und dynamische Kräftigung. Thieme, Stuttgart New York

Dehnübungen und Lagerungstipps

Speziell für

_____

- -

Erste Zusammenstellung (Datum): _____

Therapeutin/Therapeut: _____

Telefon: _____

Klinik-/Praxisstempel

Aktualisierung

Datum	Therapeut/in

© Springer-Verlag Berlin Heidelberg 2000

Hinweis:

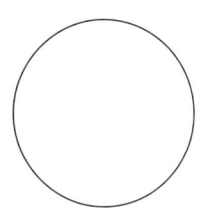

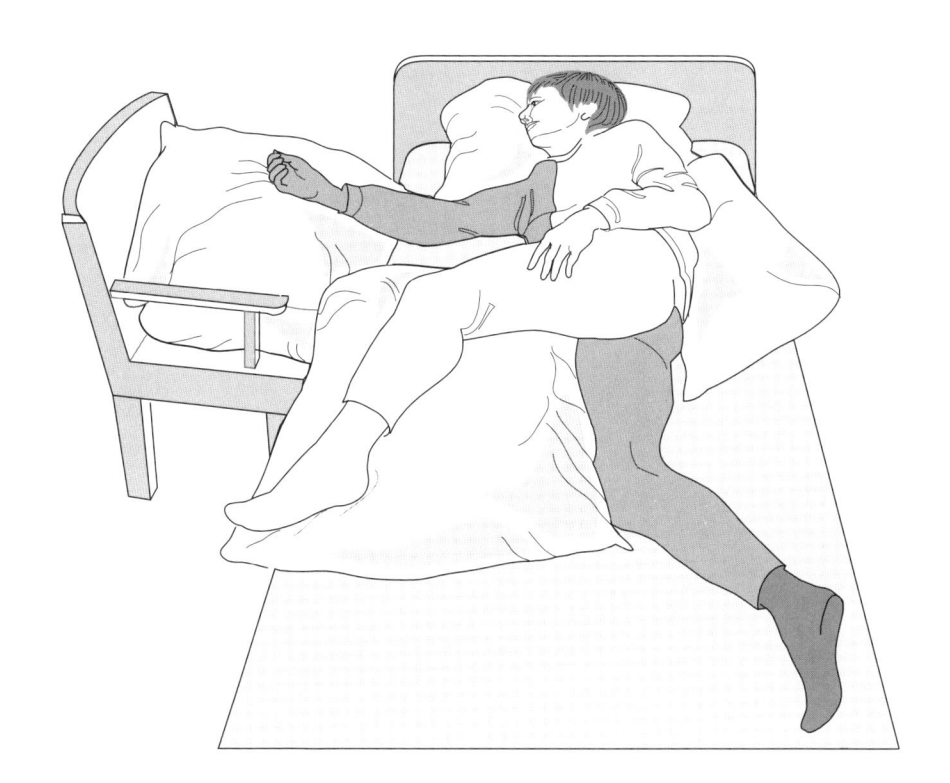

------------------------------ Auf A5-Format falten ------------------------------

Notizen:

Abb. A/1 R *(Lagerung)*

© Springer-Verlag Berlin Heidelberg 2000

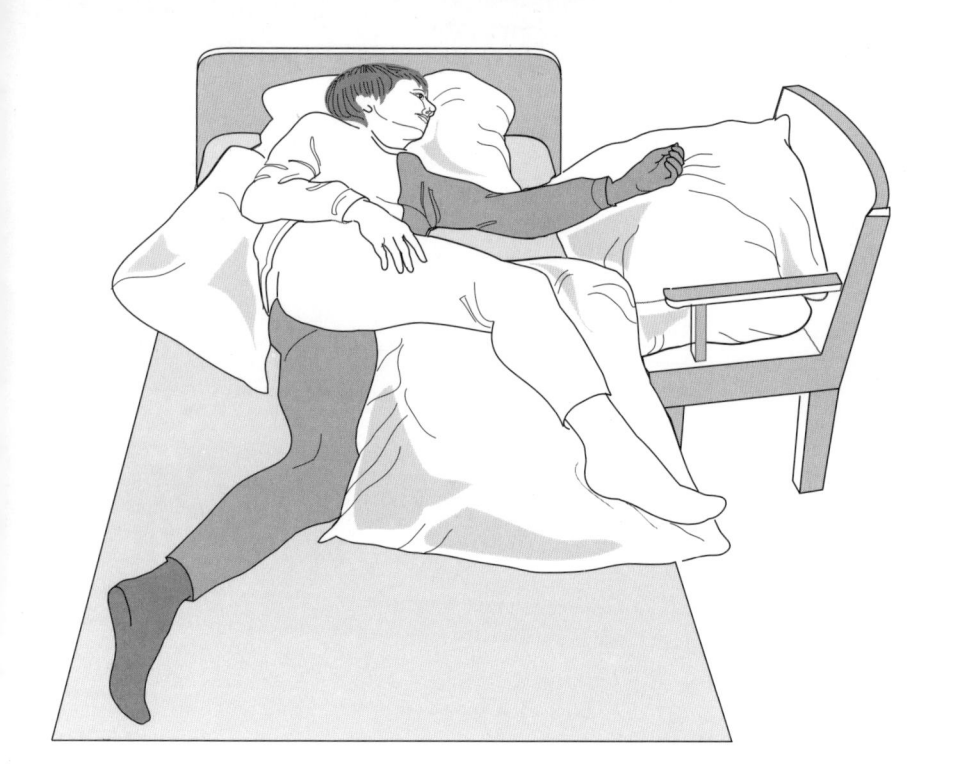

Hinweis:

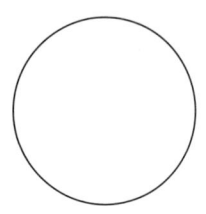

------------------------------- Auf A5-Format falten -------------------------------

Notizen:

Abb. A/1 L *(Lagerung)*

© Springer-Verlag Berlin Heidelberg 2000

Hinweis:

- Auf A5-Format falten -

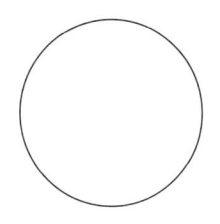

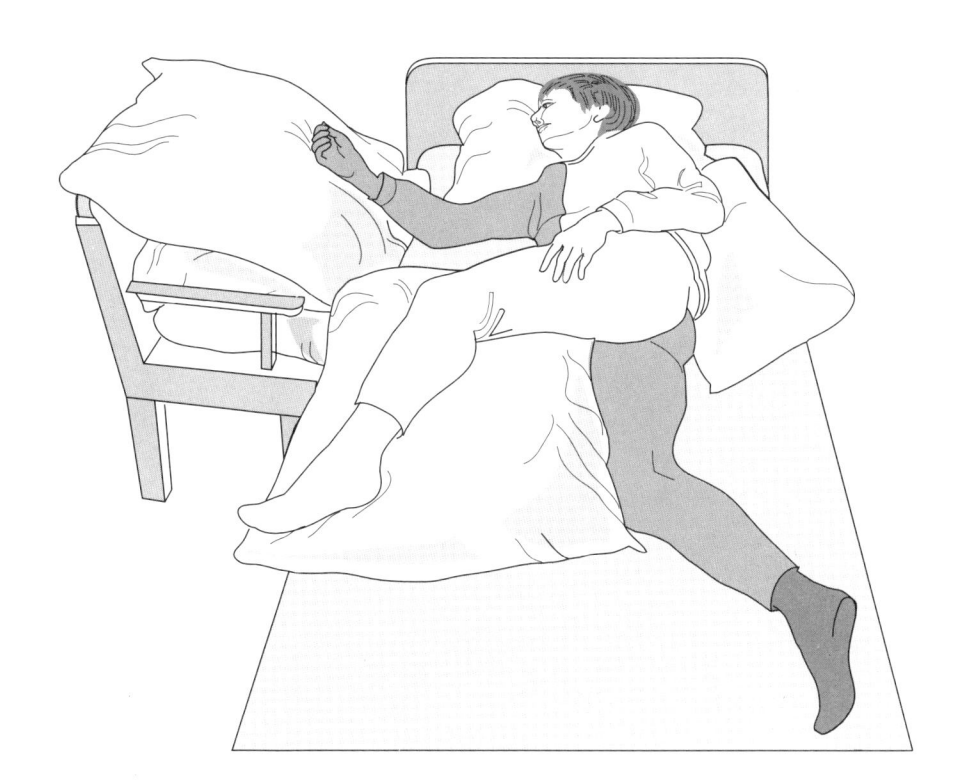

Notizen:

Abb. A/2 R *(Lagerung)*

© Springer-Verlag Berlin Heidelberg 2000

Hinweis:

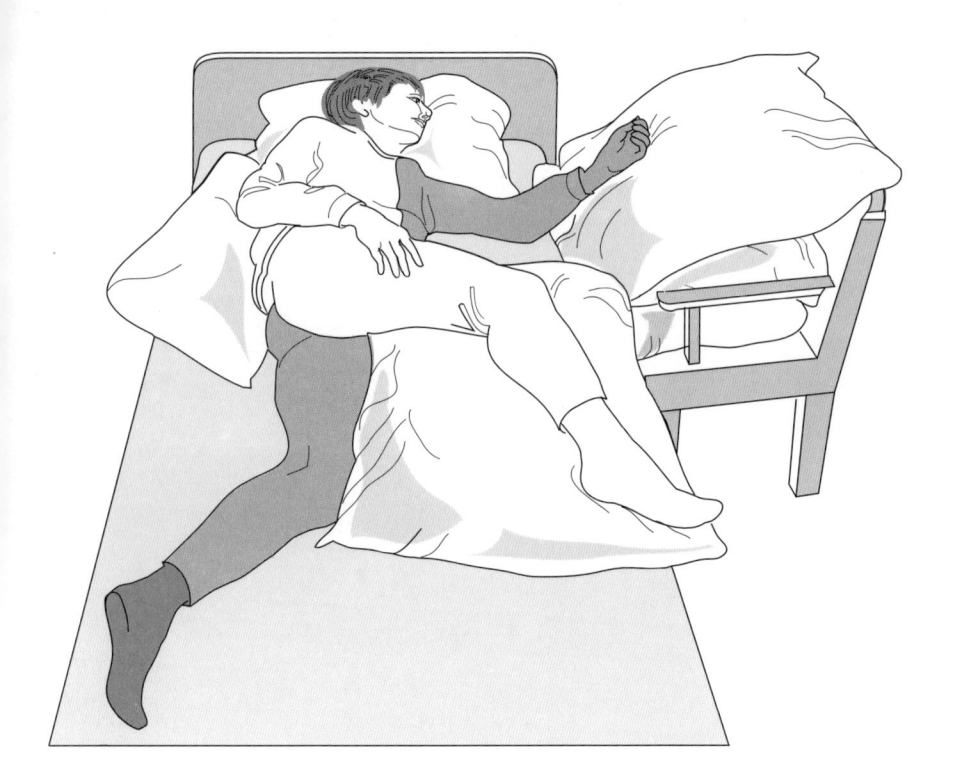

------- Auf A5-Format falten -------

Notizen:

Abb. A/2 L *(Lagerung)*

© Springer-Verlag Berlin Heidelberg 2000

Hinweis:

------- Auf A5-Format falten -------

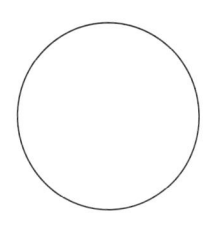

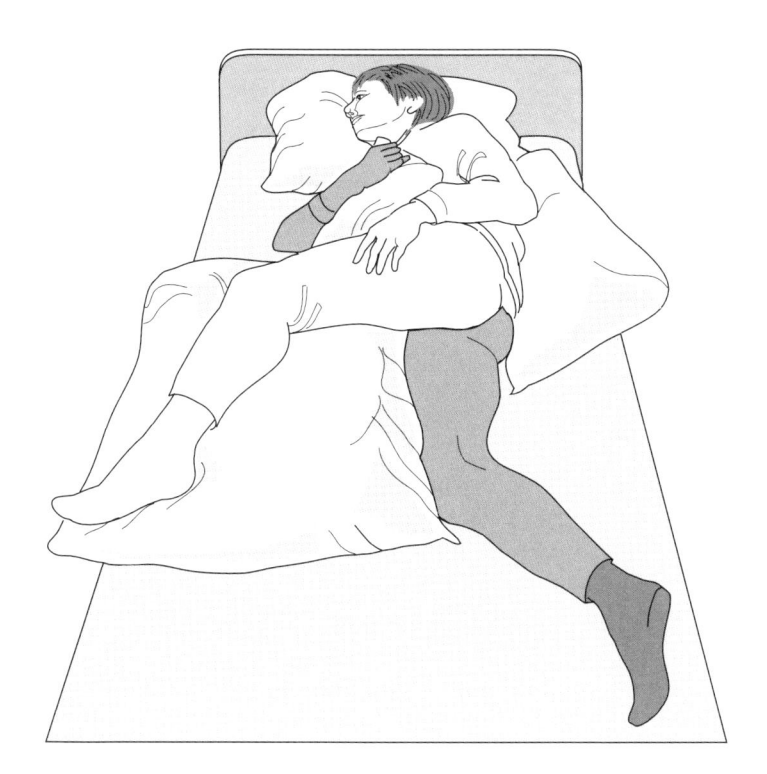

Notizen:

Abb. A/3 R *(Lagerung)*

© Springer-Verlag Berlin Heidelberg 2000

Hinweis:

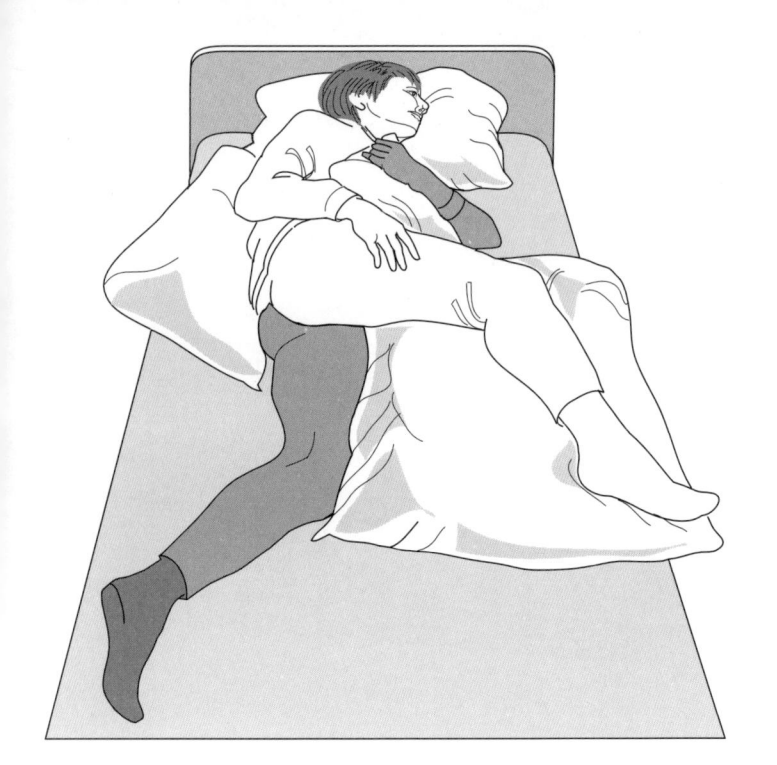

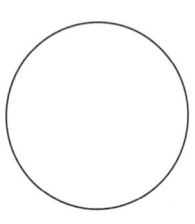

------------------------------ Auf A5-Format falten ------------------------------

Notizen:

Abb. A/3 L *(Lagerung)*

© Springer-Verlag Berlin Heidelberg 2000

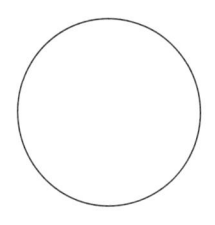

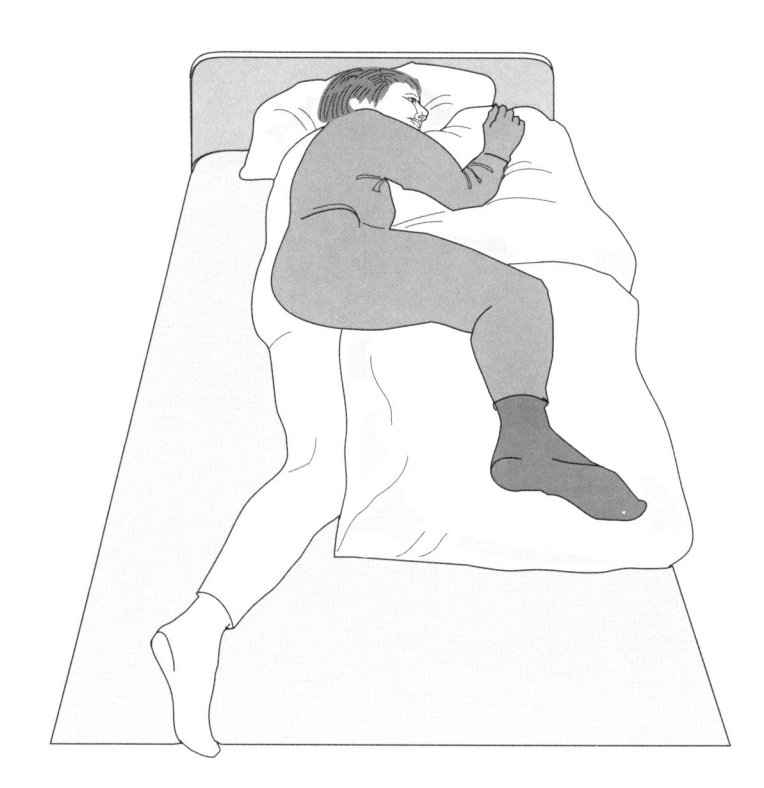

Hinweis:

------- Auf A5-Format falten -------

Notizen:

Abb. A/4 R *(Lagerung)*

© Springer-Verlag Berlin Heidelberg 2000

Hinweis:

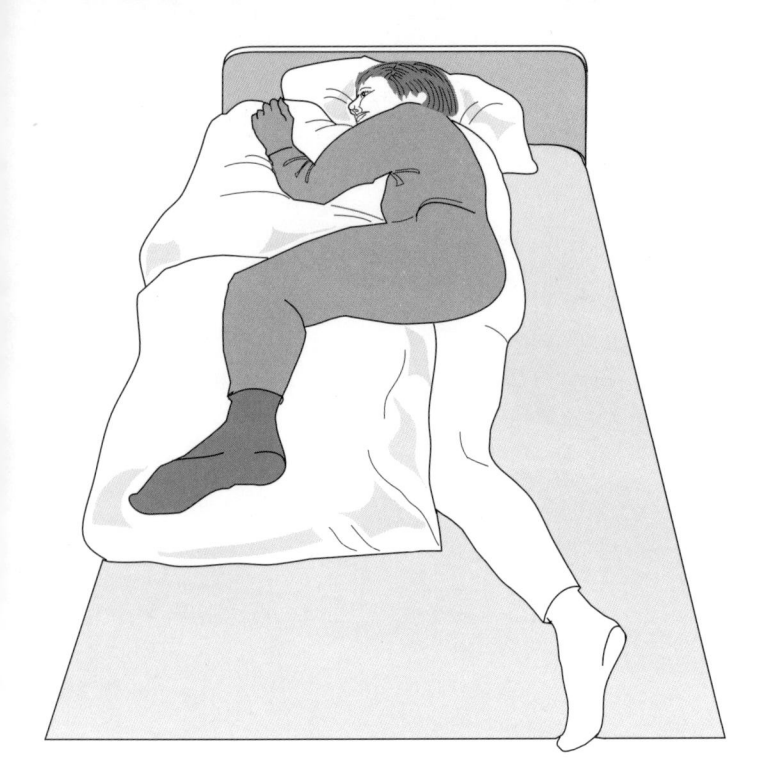

------ Auf A5-Format falten ------

Notizen:

Abb. A/4 L *(Lagerung)*

© Springer-Verlag Berlin Heidelberg 2000

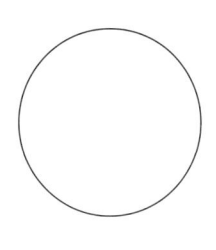

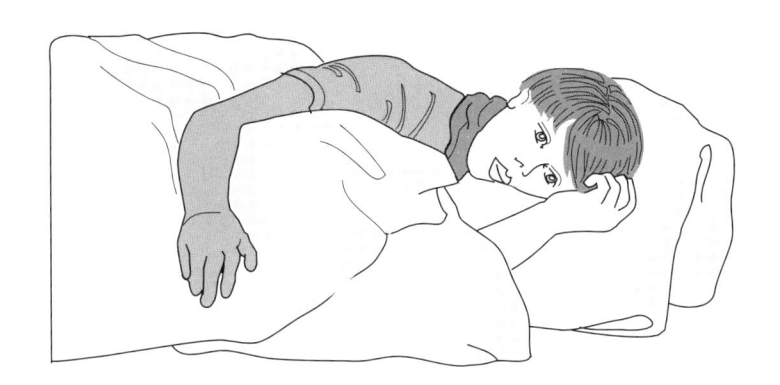

Hinweis:

------------------------------ Auf A5-Format falten ------------------------------

Notizen:

Abb. A/5 R *(Lagerung)*

© Springer-Verlag Berlin Heidelberg 2000

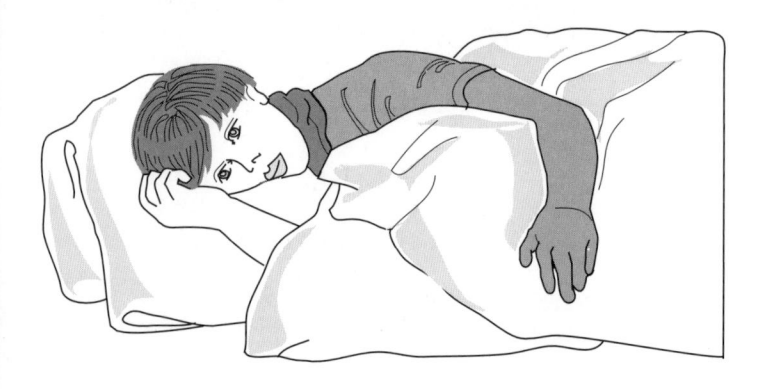

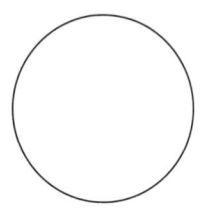

Hinweis:

------- Auf A5-Format falten -------

Notizen:

Abb. A/5 L *(Lagerung)*

© Springer-Verlag Berlin Heidelberg 2000

Hinweis:

------------------------------ Auf A5-Format falten ------------------------------

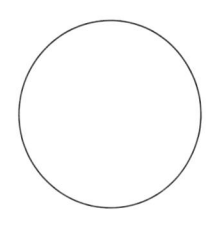

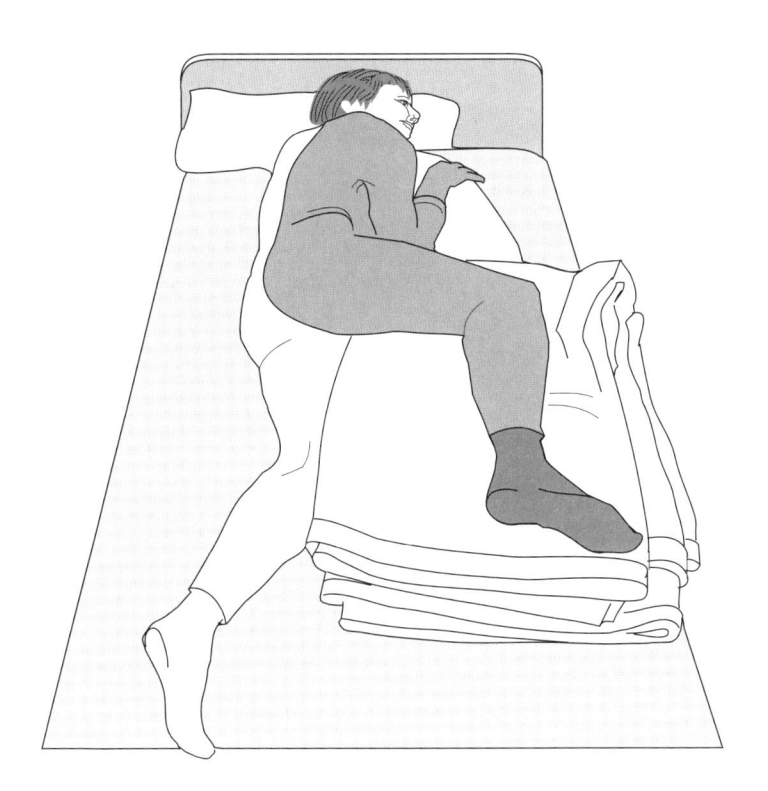

Notizen:

Abb. A/6 R *(Lagerung)*

© Springer-Verlag Berlin Heidelberg 2000

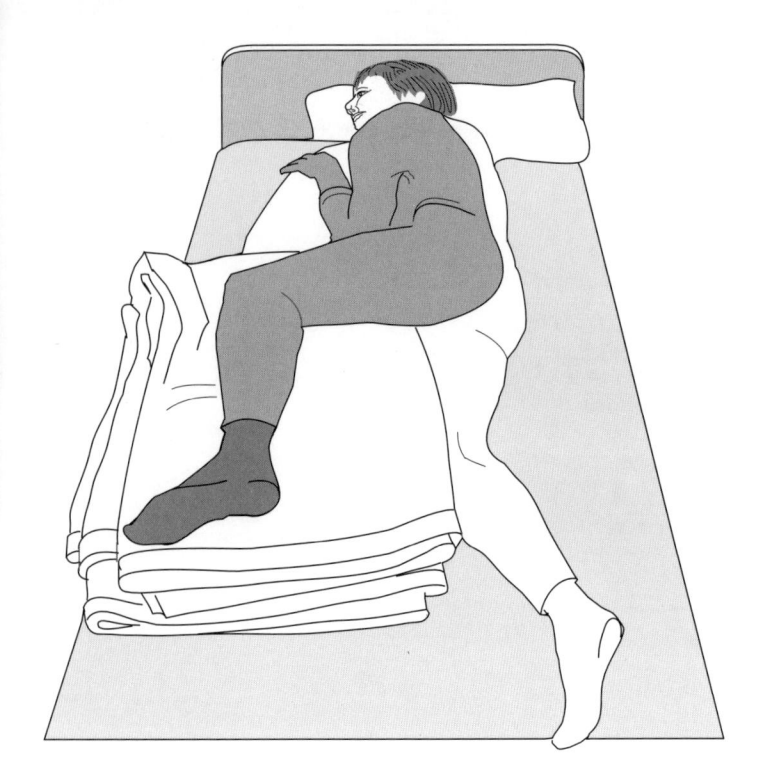

Hinweis:

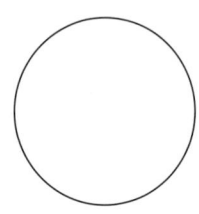

------- Auf A5-Format falten -------

Notizen:

Abb. A/6 L *(Lagerung)*

© Springer-Verlag Berlin Heidelberg 2000

Hinweis:

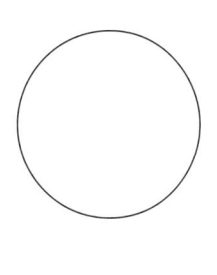

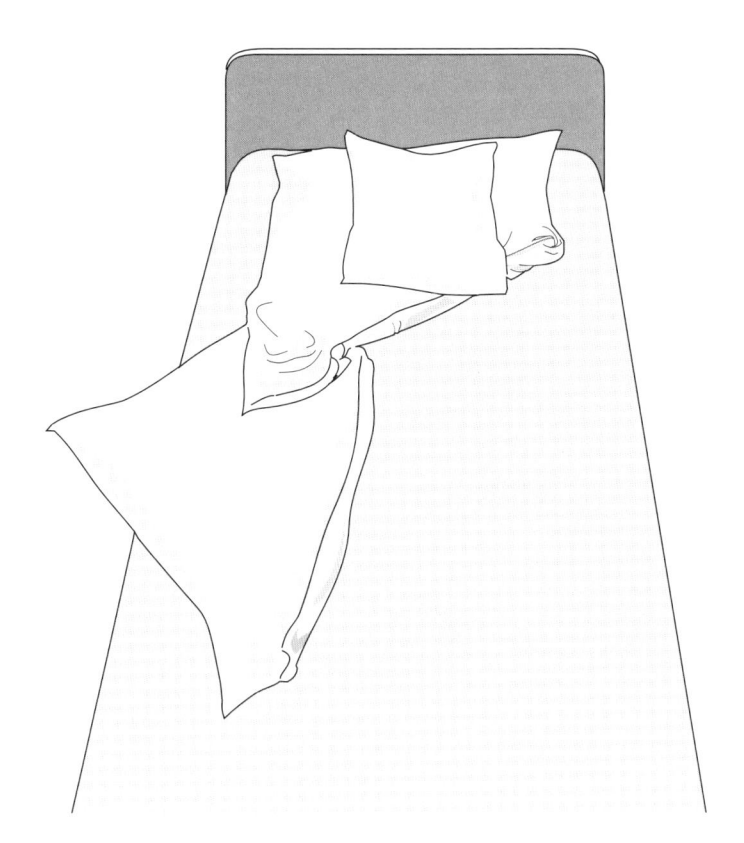

------------------------------ Auf A5-Format falten ------------------------------

Notizen:

Abb. A/7 R *(Lagerung)*

© Springer-Verlag Berlin Heidelberg 2000

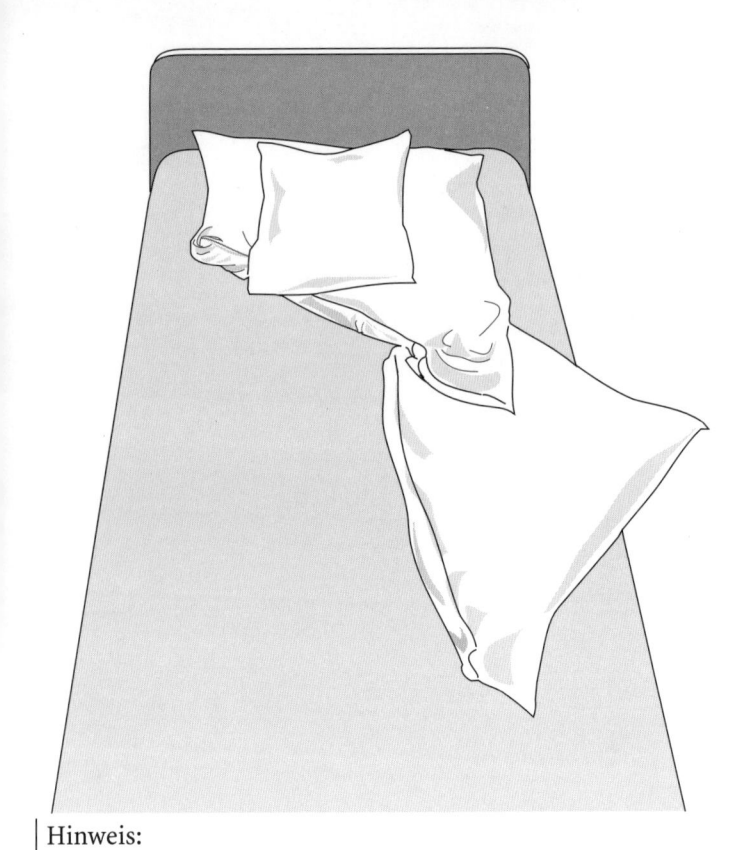

Hinweis:

------- Auf A5-Format falten -------

Notizen:

Abb. A/7 L *(Lagerung)*

© Springer-Verlag Berlin Heidelberg 2000

Hinweis:

------- Auf A5-Format falten -------

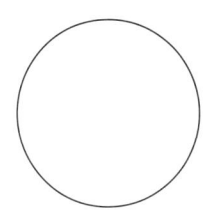

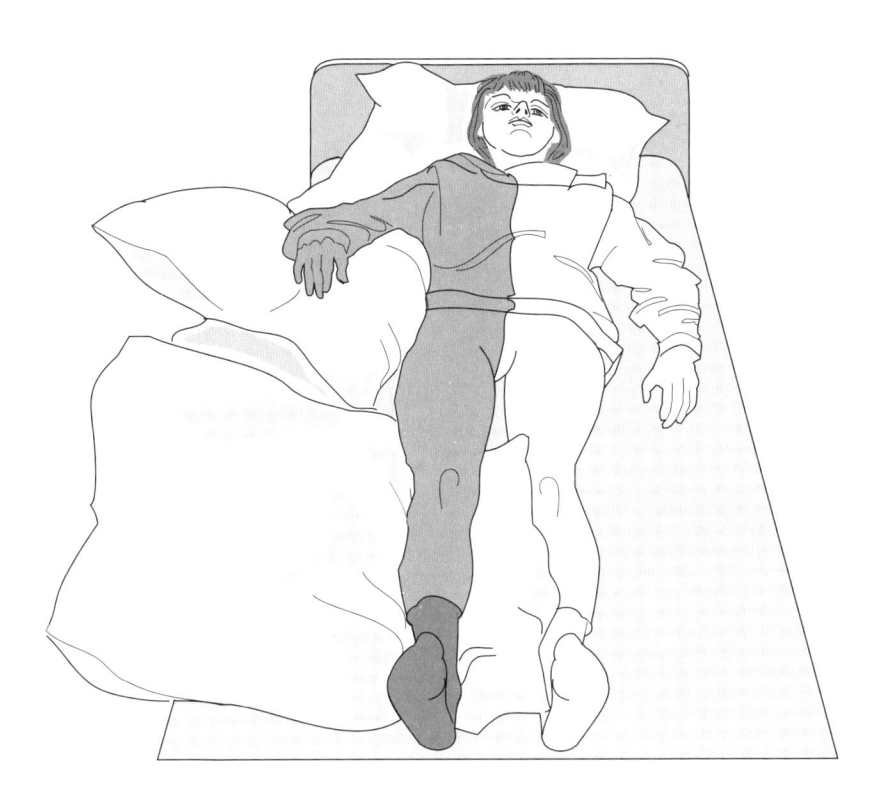

Notizen:

Abb. A/8 R *(Lagerung)*

© Springer-Verlag Berlin Heidelberg 2000

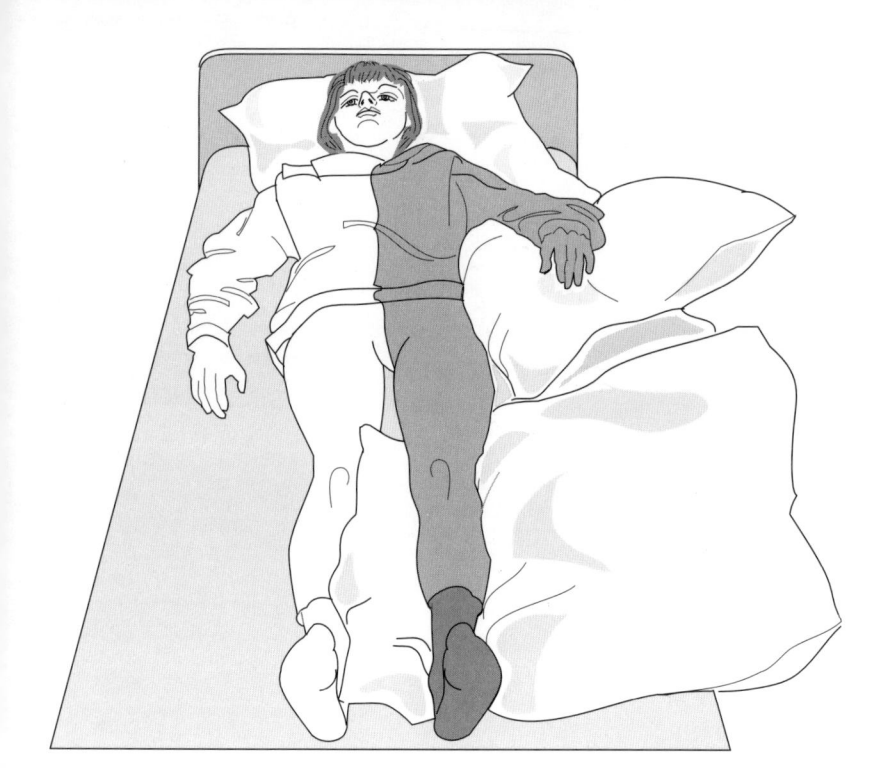

Hinweis:

------- Auf A5-Format falten -------

Notizen:

Abb. A/8 L *(Lagerung)*

© Springer-Verlag Berlin Heidelberg 2000

Hinweis:

---------- Auf A5-Format falten ----------

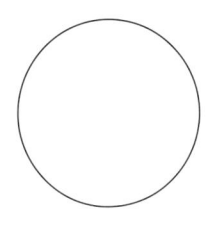

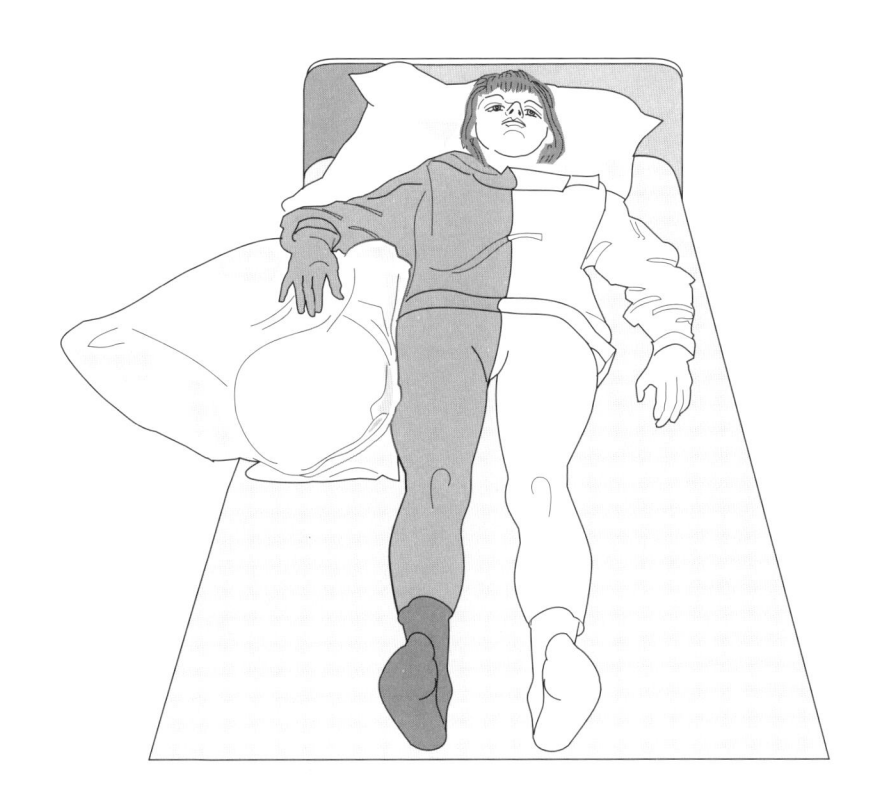

Notizen:

Abb. A/9 R *(Lagerung)*

© Springer-Verlag Berlin Heidelberg 2000

Hinweis:

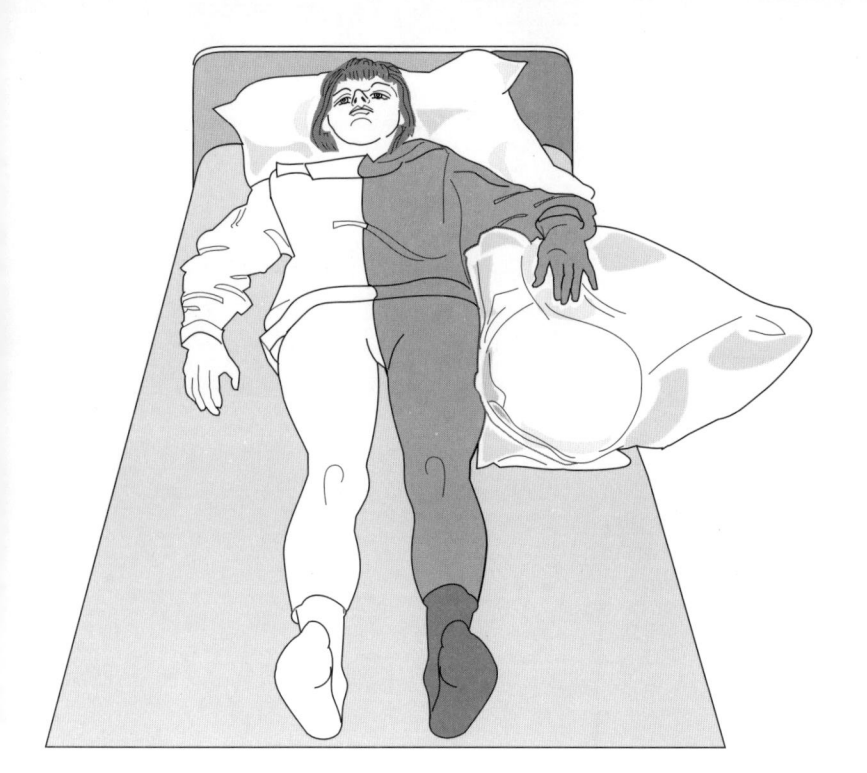

- Auf A5-Format falten -

Notizen:

Abb. A/9 L *(Lagerung)*

© Springer-Verlag Berlin Heidelberg 2000

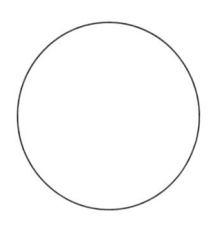

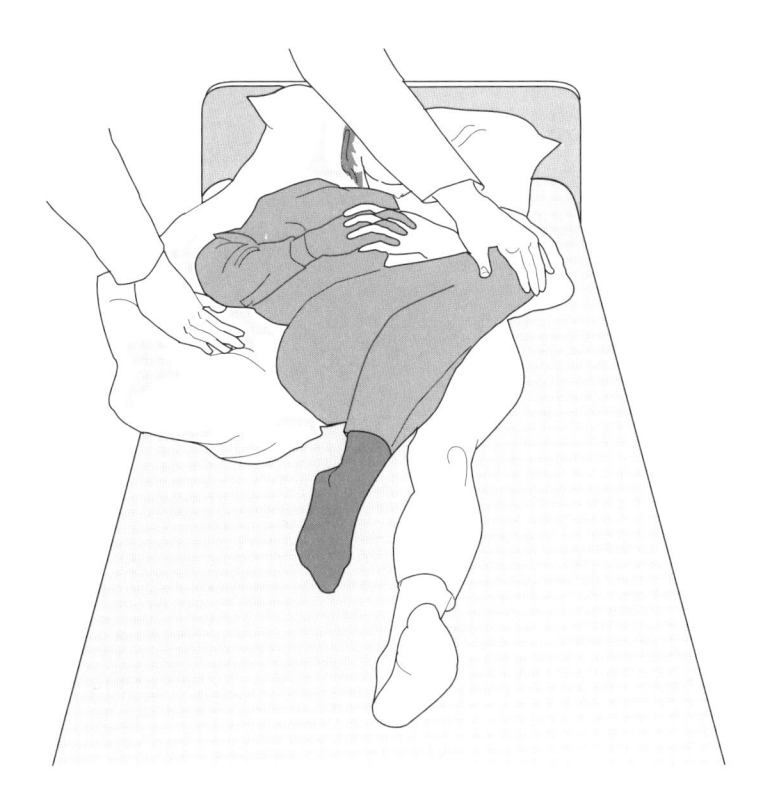

Hinweis:

------- Auf A5-Format falten -------

Notizen:

Abb. A/10 R *(Lagerung)*

© Springer-Verlag Berlin Heidelberg 2000

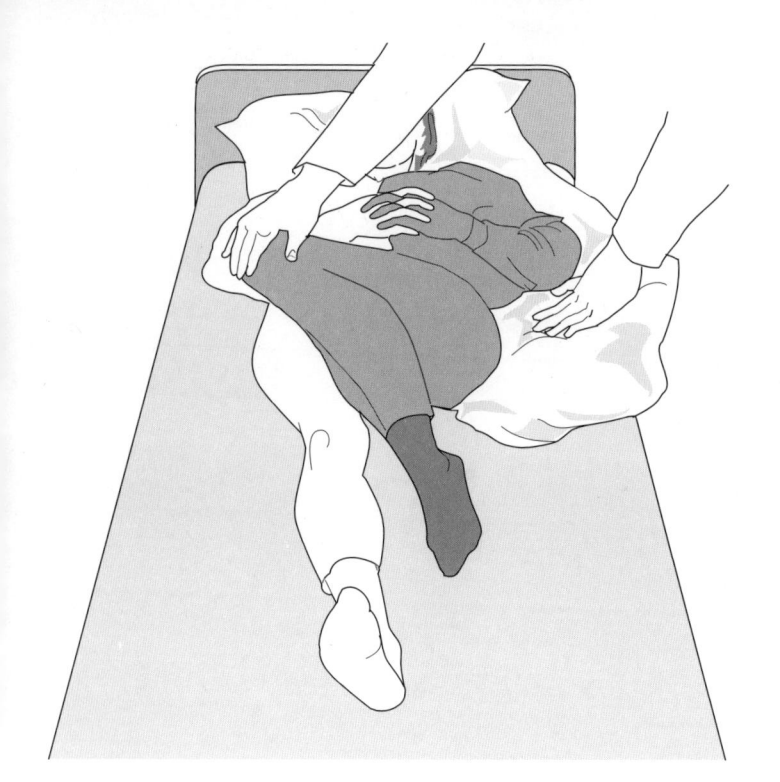

Hinweis:

------- Auf A5-Format falten -------

Notizen:

Abb. A/10 L *(Lagerung)*

© Springer-Verlag Berlin Heidelberg 2000

Hinweis:

- Auf A5-Format falten -

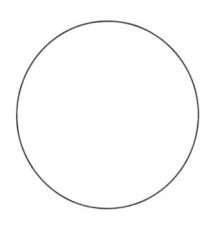

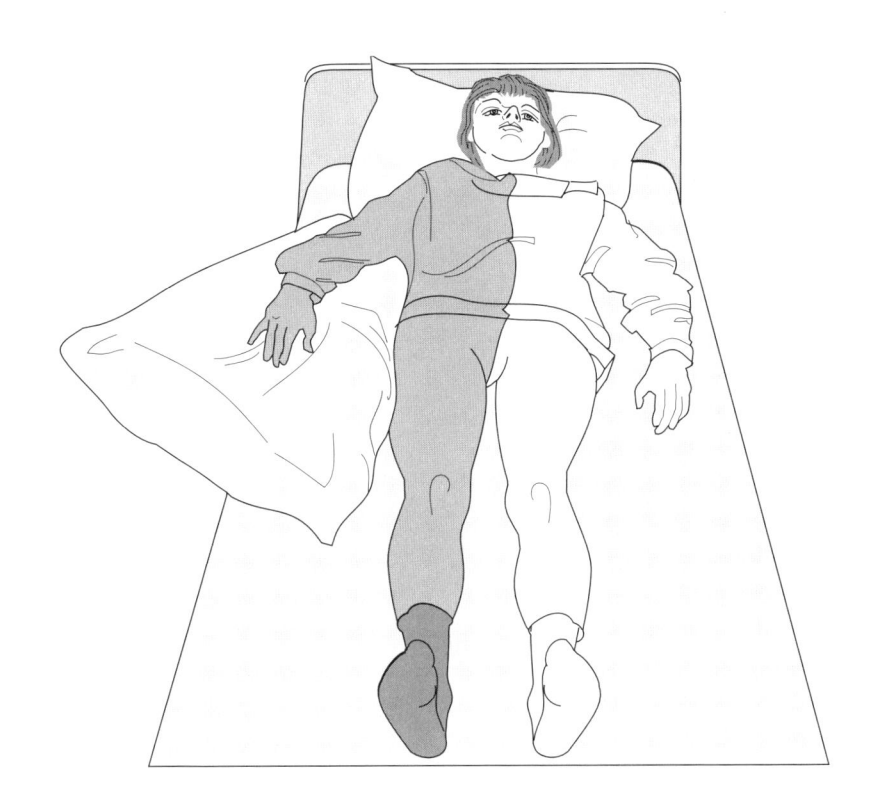

Notizen:

Abb. A/11 R *(Lagerung)*

© Springer-Verlag Berlin Heidelberg 2000

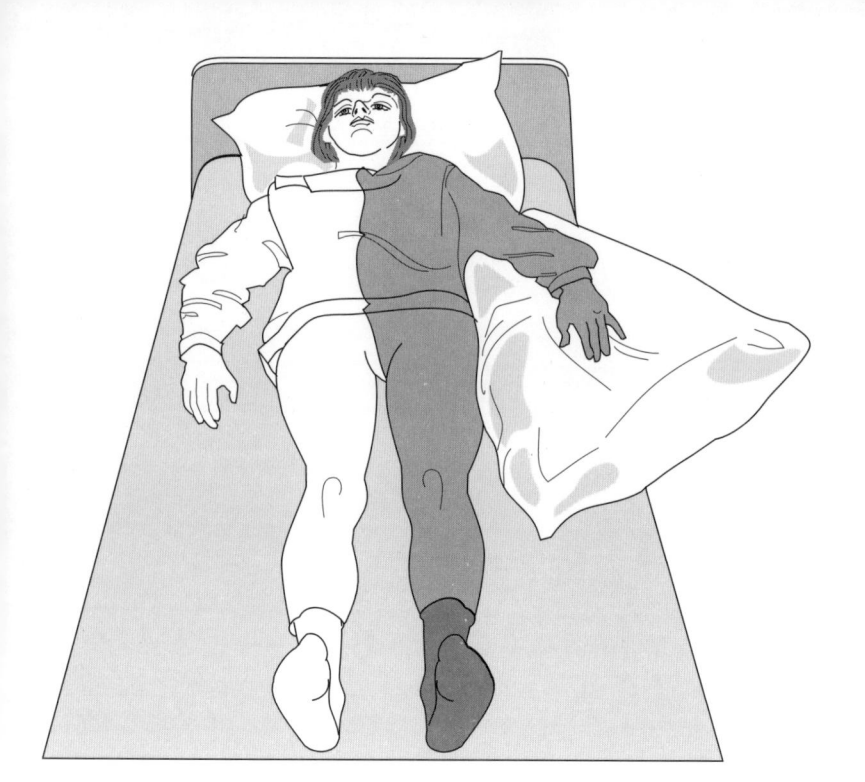

Hinweis:

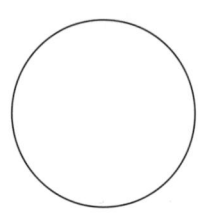

------- Auf A5-Format falten -------

Notizen:

Abb. A/11 L *(Lagerung)*

© Springer-Verlag Berlin Heidelberg 2000

Hinweis:

------- Auf A5-Format falten -------

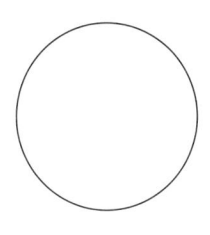

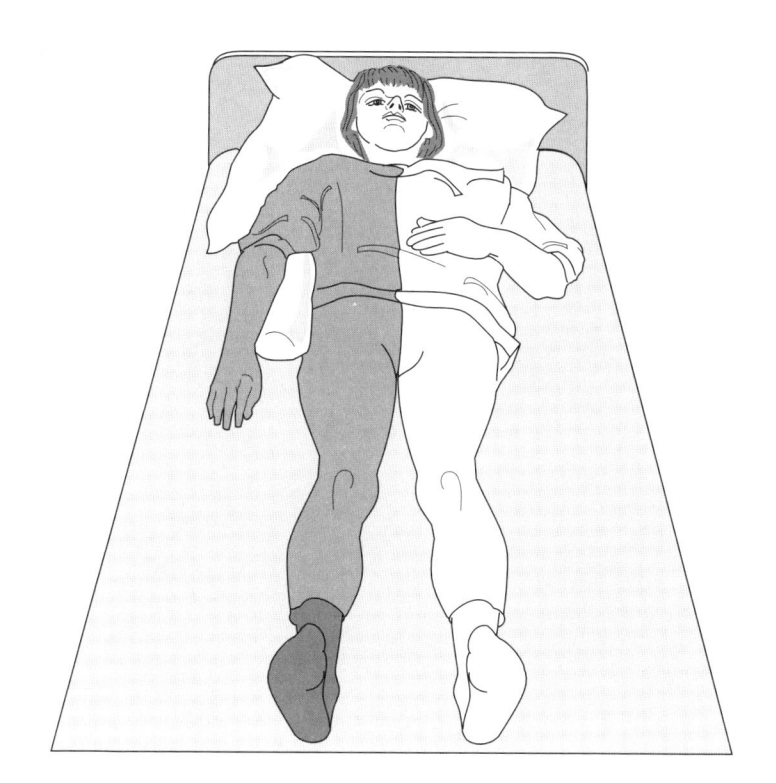

Notizen:

Abb. A/12 R *(Lagerung)*

© Springer-Verlag Berlin Heidelberg 2000

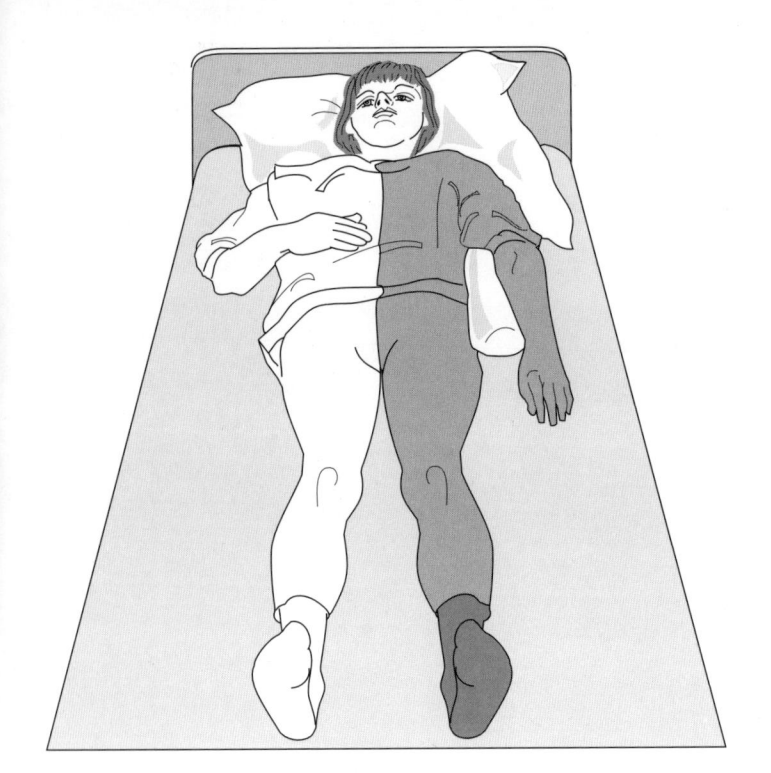

Hinweis:

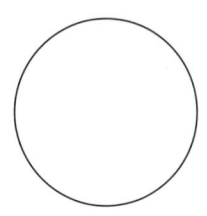

------- Auf A5-Format falten -------

Notizen:

Abb. A/12 L *(Lagerung)*

© Springer-Verlag Berlin Heidelberg 2000

Hinweis:

------------------------------ Auf A5-Format falten ------------------------------

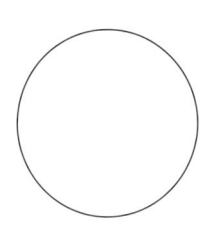

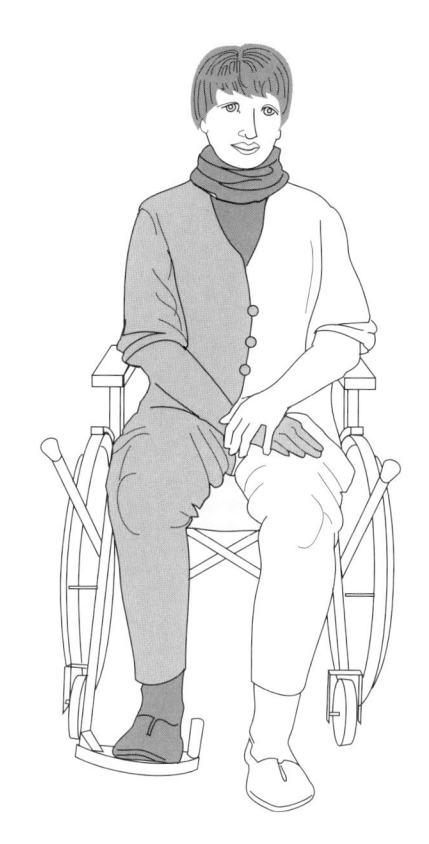

Notizen:

Abb. A/13 R *(Lagerung)*

© Springer-Verlag Berlin Heidelberg 2000

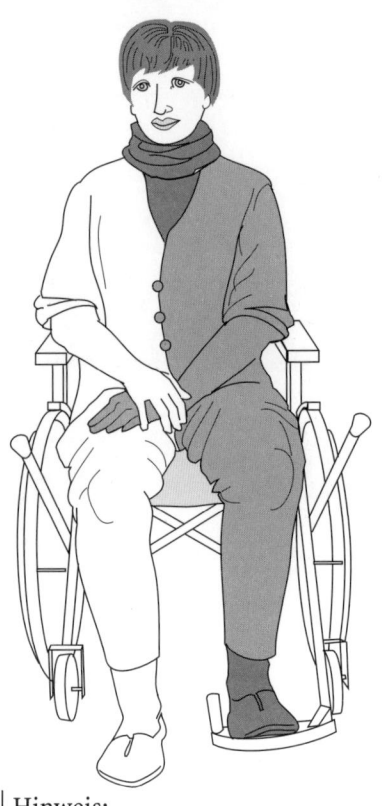

Hinweis:

------- Auf A5-Format falten -------

Notizen:

Abb. A/13 L *(Lagerung)*

© Springer-Verlag Berlin Heidelberg 2000

Hinweis:

------- Auf A5-Format falten -------

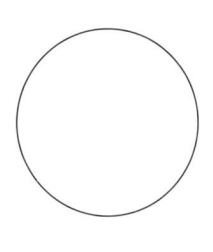

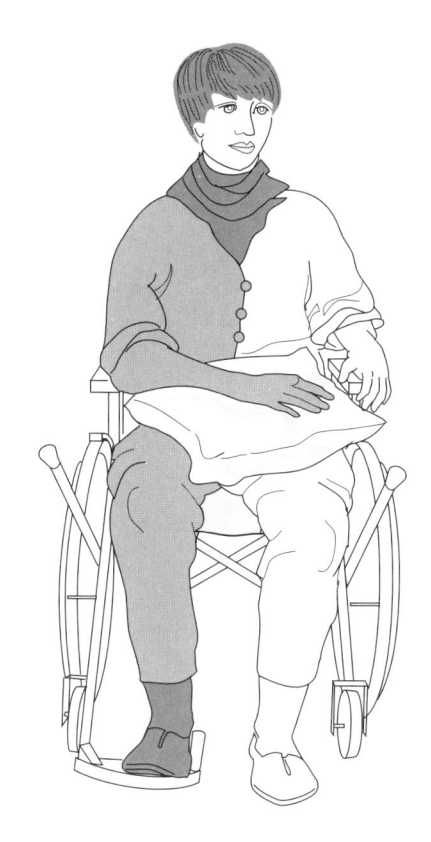

Notizen:

Abb. A/14 R *(Lagerung)*

© Springer-Verlag Berlin Heidelberg 2000

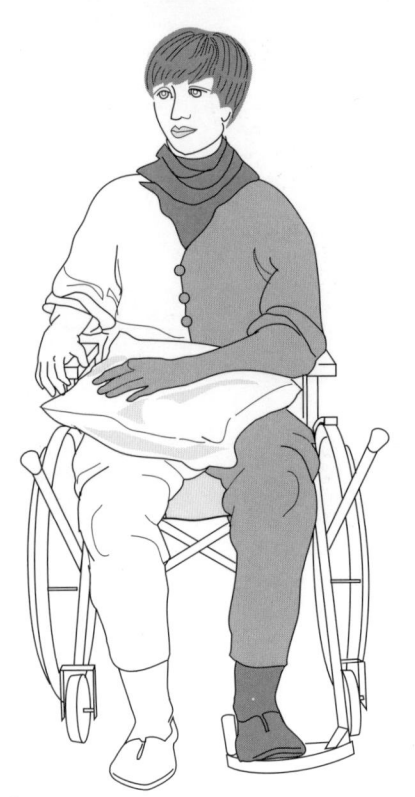

Hinweis:

------------------------------ Auf A5-Format falten ------------------------------

Notizen:

Abb. A/14 L *(Lagerung)*

© Springer-Verlag Berlin Heidelberg 2000

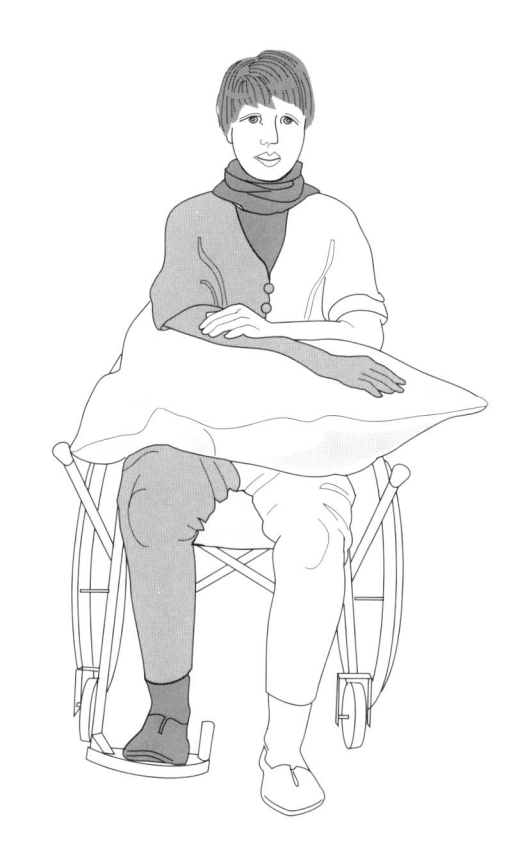

Hinweis:

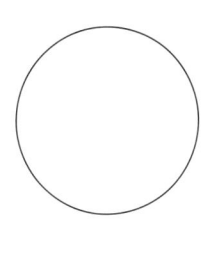

------------------------------ Auf A5-Format falten ------------------------------

Notizen:

Abb. A/15a R *(Lagerung)*

© Springer-Verlag Berlin Heidelberg 2000

Hinweis:

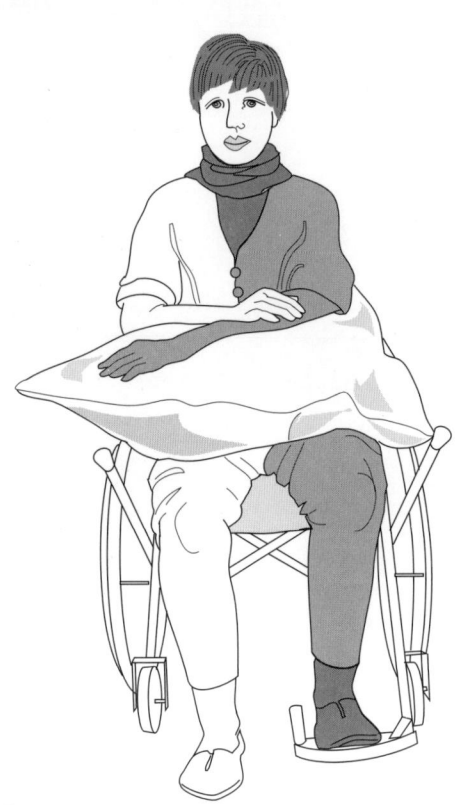

------------------------------ Auf A5-Format falten ------------------------------

Notizen:

Abb. A/15a L *(Lagerung)*

© Springer-Verlag Berlin Heidelberg 2000

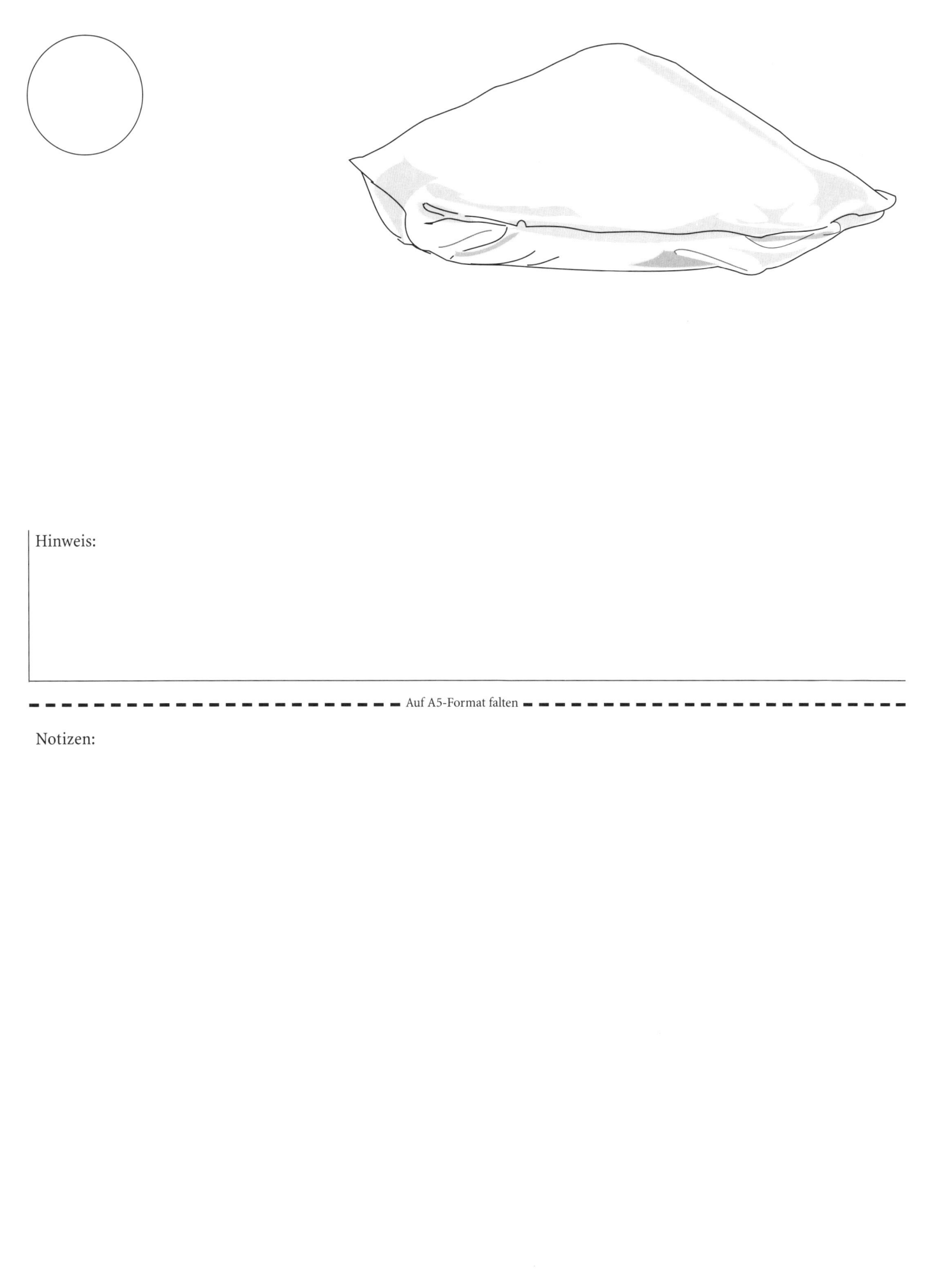

Hinweis:

---------- Auf A5-Format falten ----------

Notizen:

Abb. A/15b R *(Lagerung)*

© Springer-Verlag Berlin Heidelberg 2000

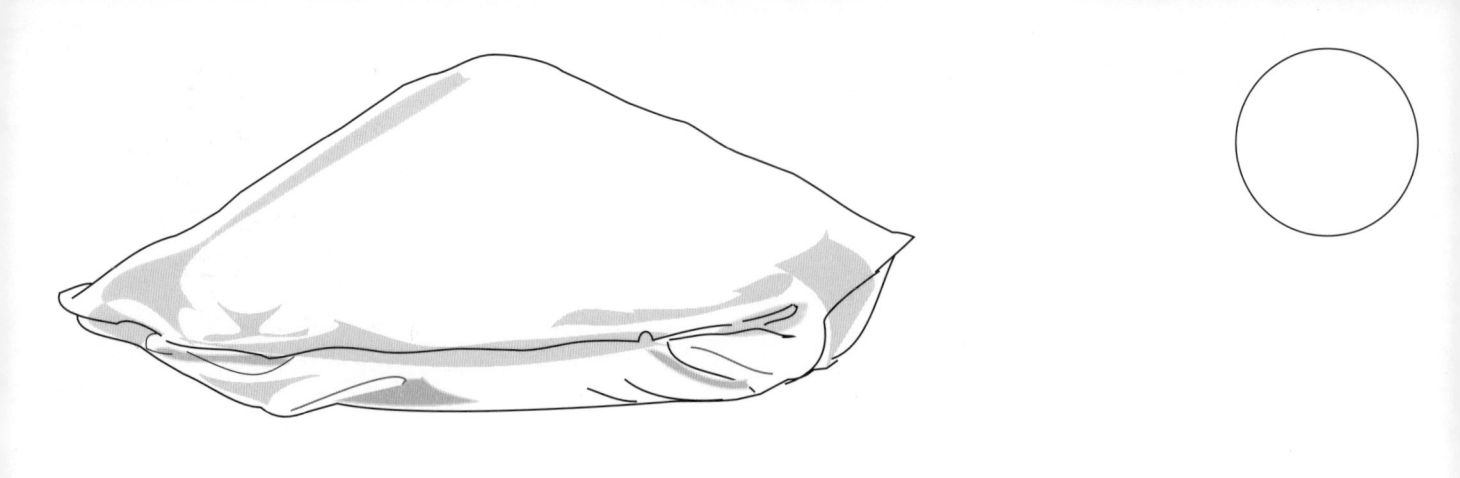

Hinweis:

------------------------------ Auf A5-Format falten ------------------------------

Notizen:

Abb. A/15b L *(Lagerung)*

© Springer-Verlag Berlin Heidelberg 2000

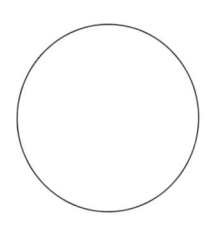

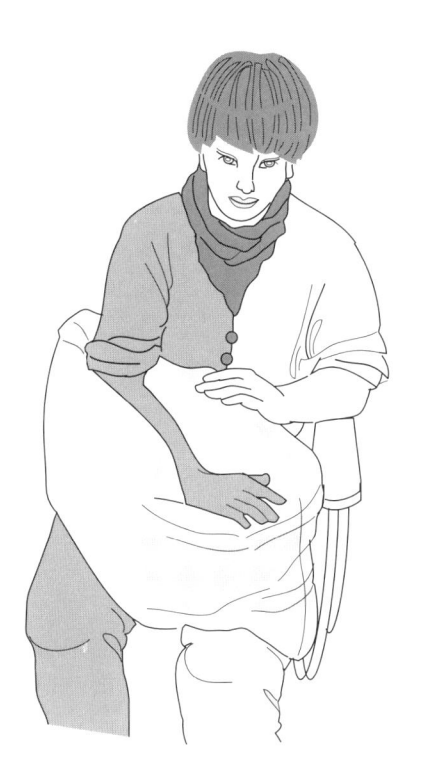

Hinweis:

-------------------------------- Auf A5-Format falten --------------------------------

Notizen:

Abb. A/15c R *(Lagerung)*

Hinweis:

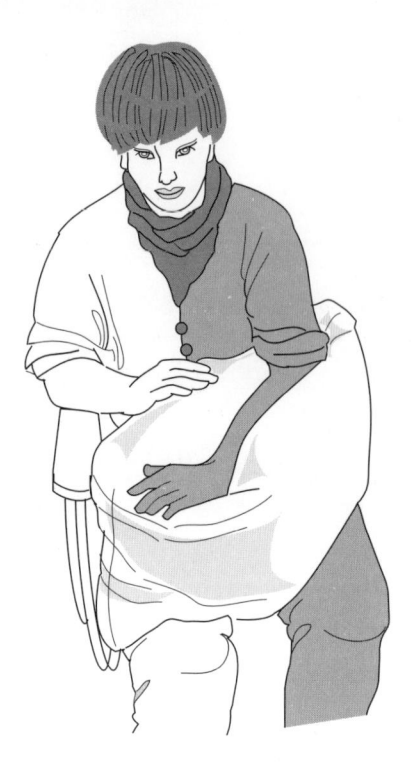

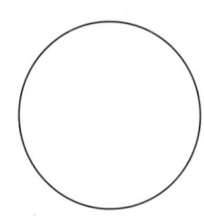

-- Auf A5-Format falten --

Notizen:

Abb. A/15c L *(Lagerung)*

© Springer-Verlag Berlin Heidelberg 2000

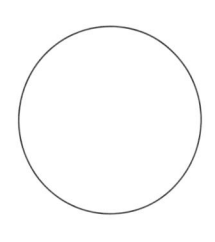

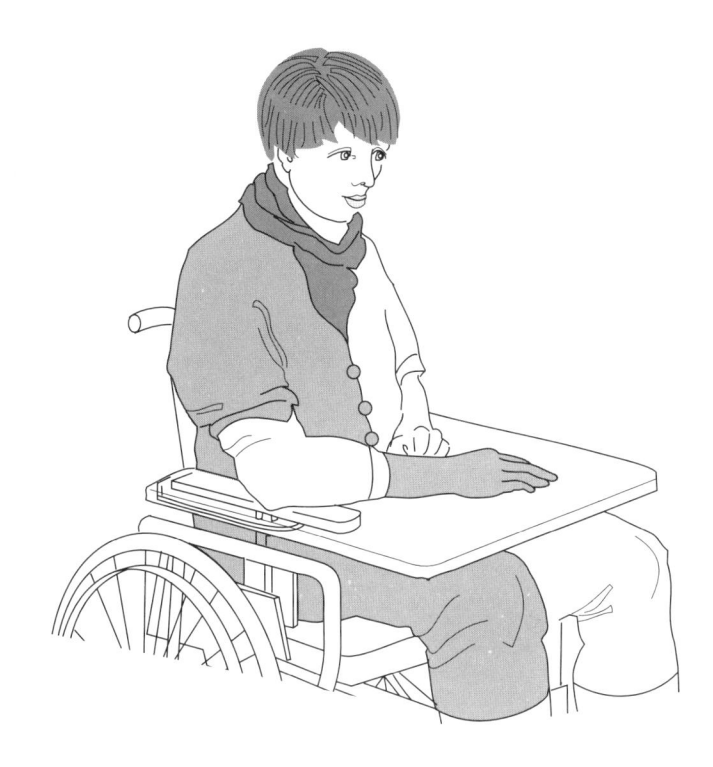

Hinweis:

------- Auf A5-Format falten -------

Notizen:

Abb. A/16a R *(Lagerung)*

© Springer-Verlag Berlin Heidelberg 2000

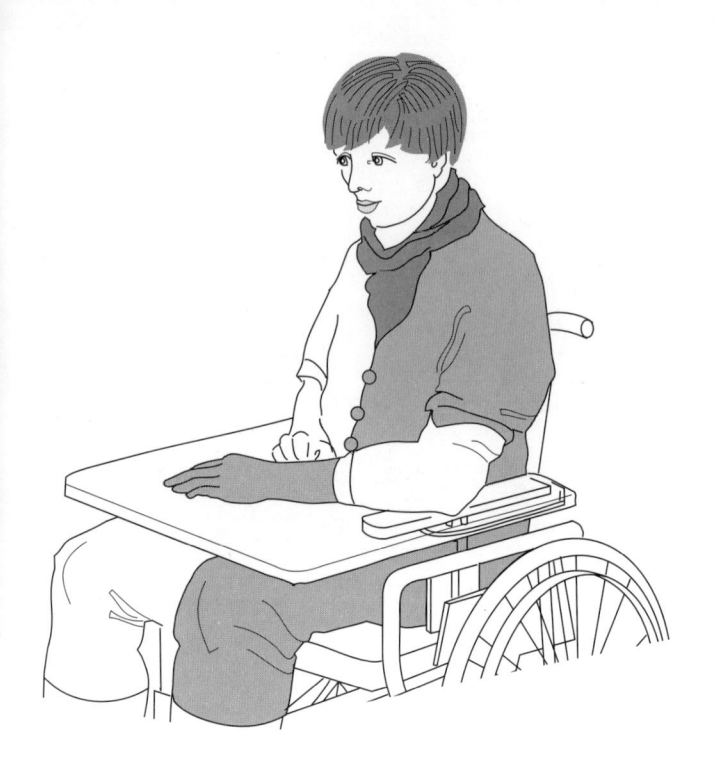

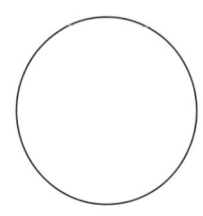

Hinweis:

------------------------------ Auf A5-Format falten ------------------------------

Notizen:

Abb. A/16a L *(Lagerung)*

© Springer-Verlag Berlin Heidelberg 2000

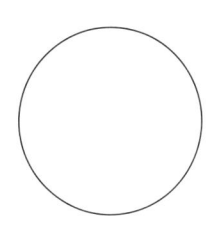

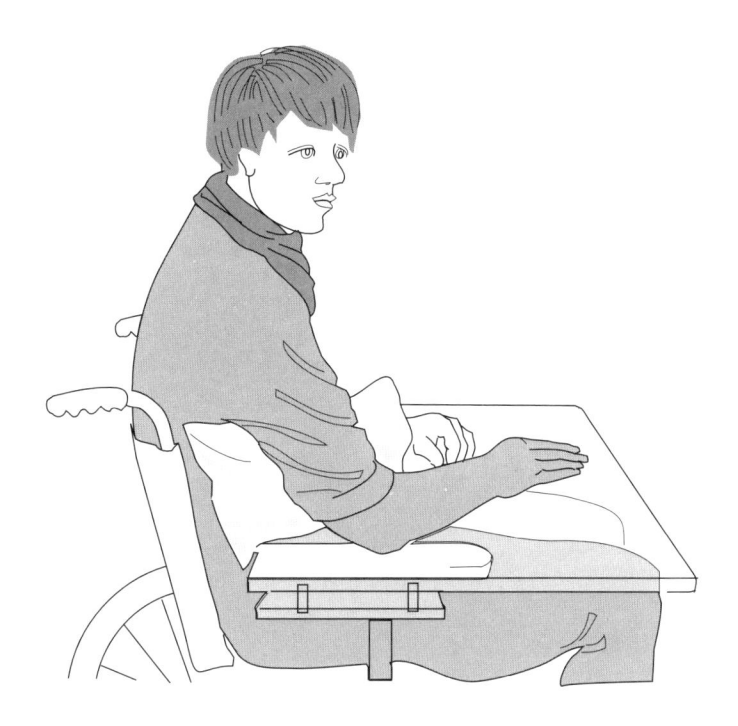

Hinweis:

------------------------------ Auf A5-Format falten ------------------------------

Notizen:

Abb. A/16b R *(Lagerung)*

© Springer-Verlag Berlin Heidelberg 2000

Hinweis:

------- Auf A5-Format falten -------

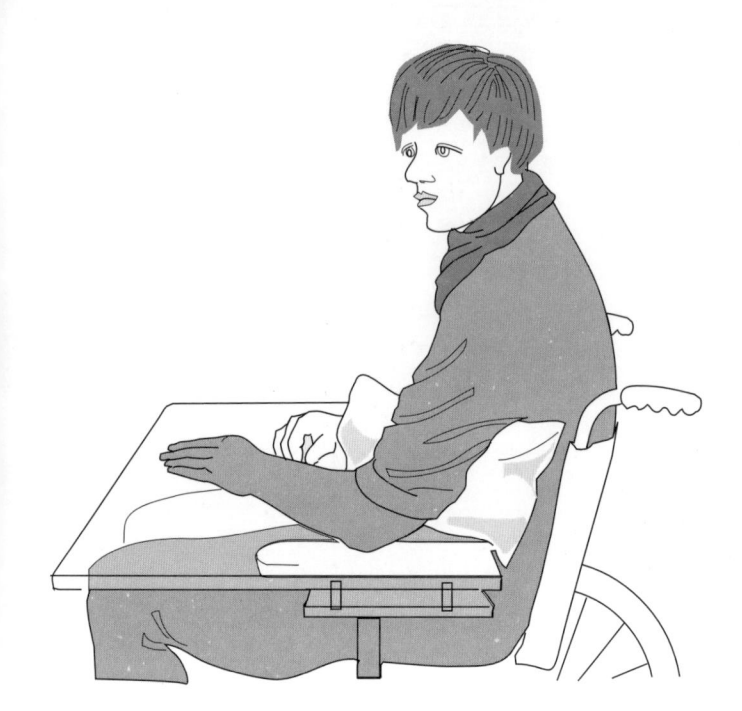

Notizen:

Abb. A/16b L *(Lagerung)*

© Springer-Verlag Berlin Heidelberg 2000

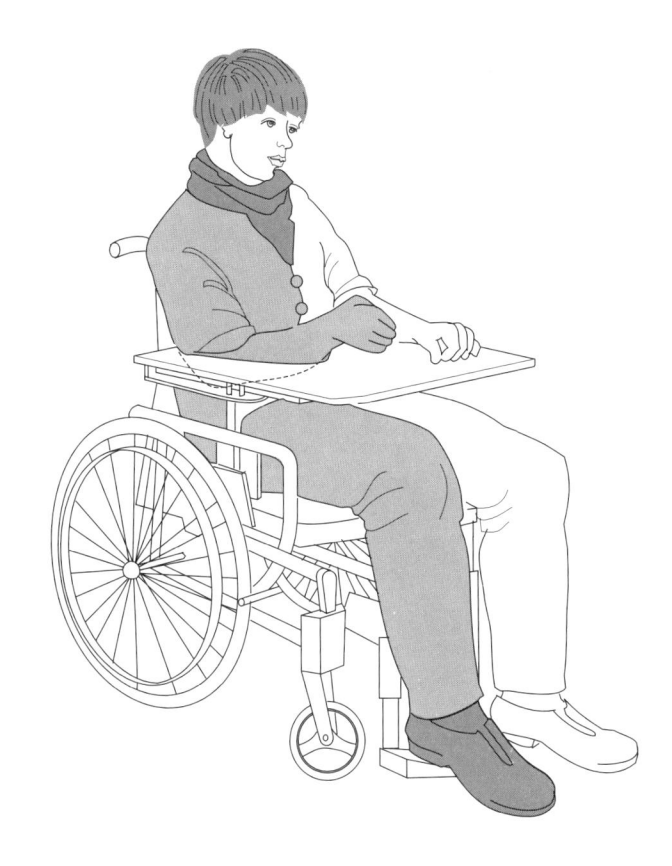

Hinweis:

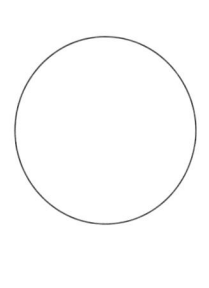

------- Auf A5-Format falten -------

Notizen:

Abb. A/16c R *(Lagerung)*

© Springer-Verlag Berlin Heidelberg 2000

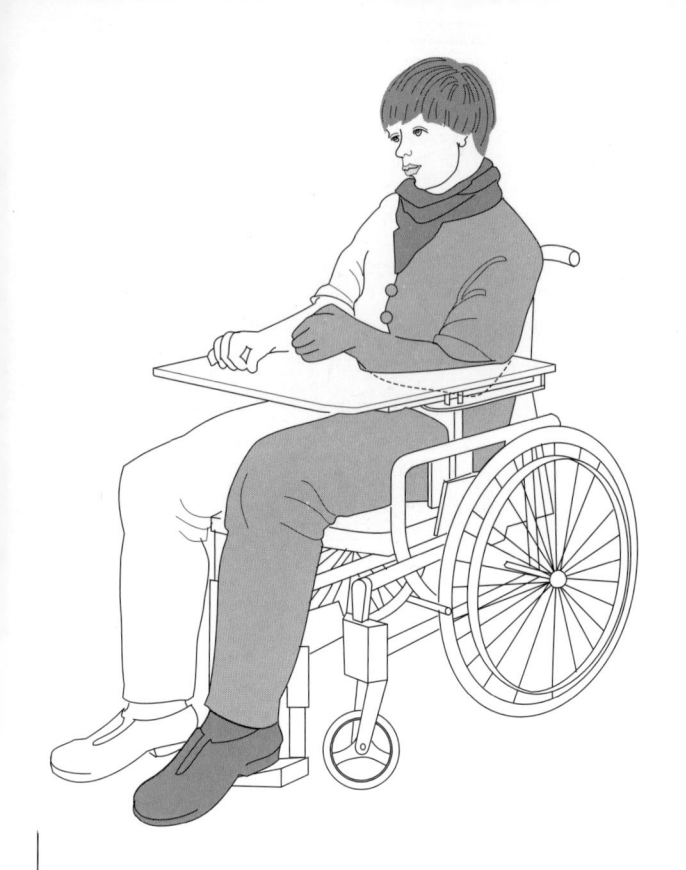

Hinweis:

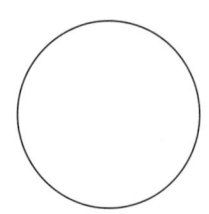

------ Auf A5-Format falten ------

Notizen:

Abb. A/16c L *(Lagerung)*

© Springer-Verlag Berlin Heidelberg 2000

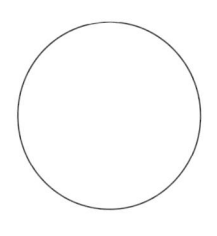

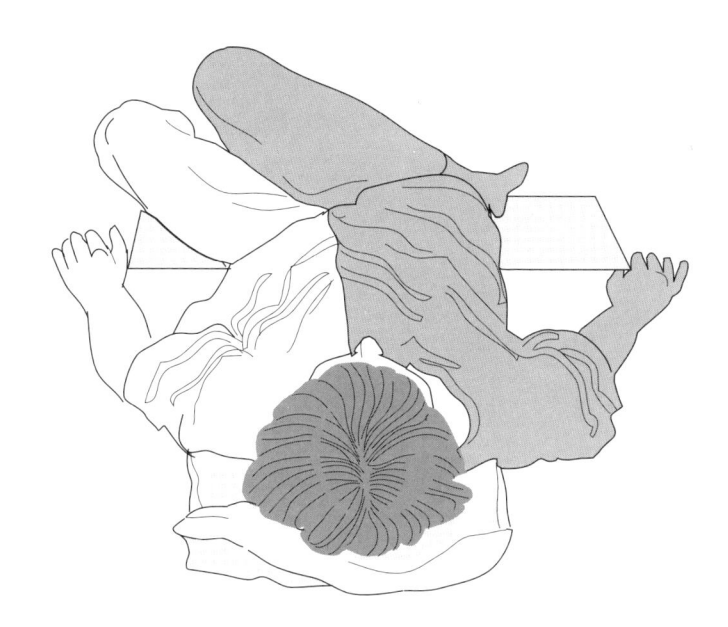

Hinweis:

------------------------------ Auf A5-Format falten ------------------------------

Notizen:

Abb. B/1 R *(Rumpf)*

© Springer-Verlag Berlin Heidelberg 2000

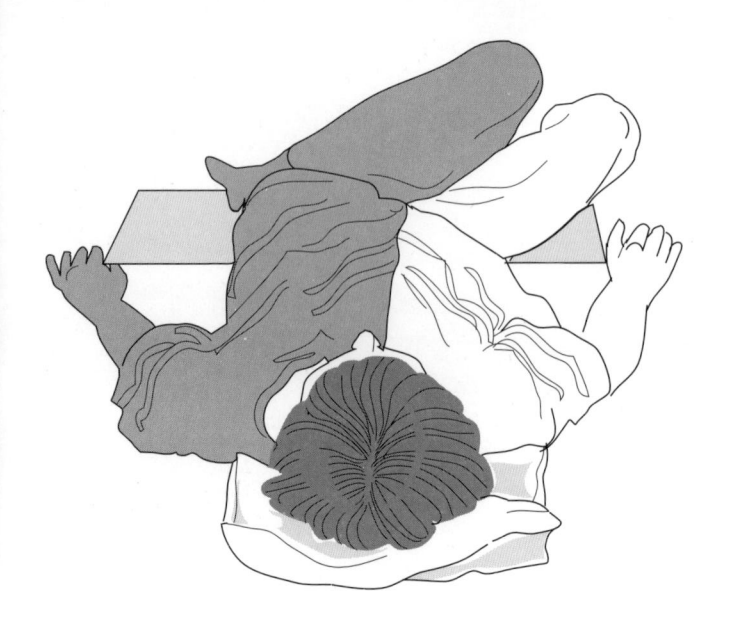

Hinweis:

------------------------------ Auf A5-Format falten ------------------------------

Notizen:

Abb. B/1 L *(Rumpf)*

© Springer-Verlag Berlin Heidelberg 2000

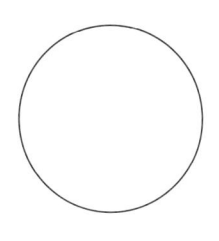

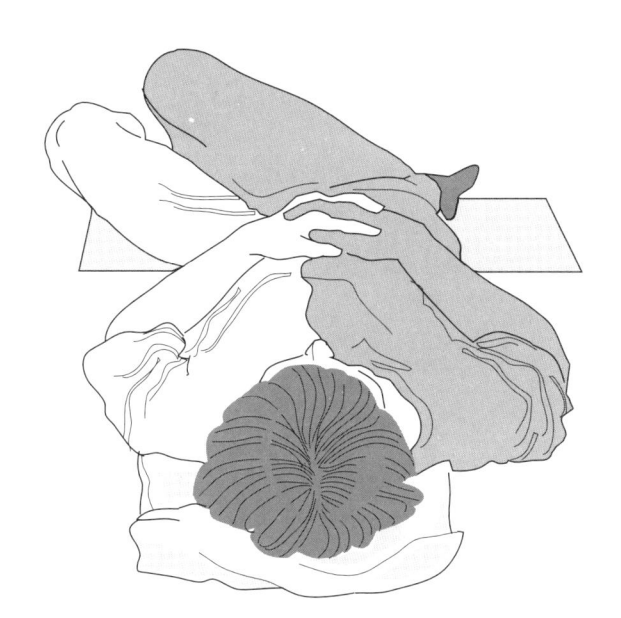

Hinweis:

------------------------------ Auf A5-Format falten ------------------------------

Notizen:

Abb. B/2 R *(Rumpf)*

© Springer-Verlag Berlin Heidelberg 2000

Hinweis:

-- Auf A5-Format falten --

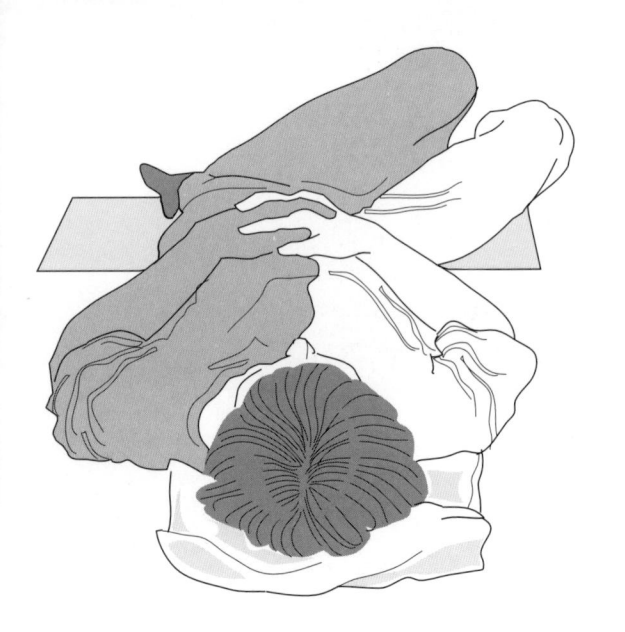

Notizen:

Abb. B/2 L *(Rumpf)*

© Springer-Verlag Berlin Heidelberg 2000

Hinweis:

------- Auf A5-Format falten -------

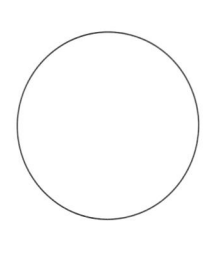

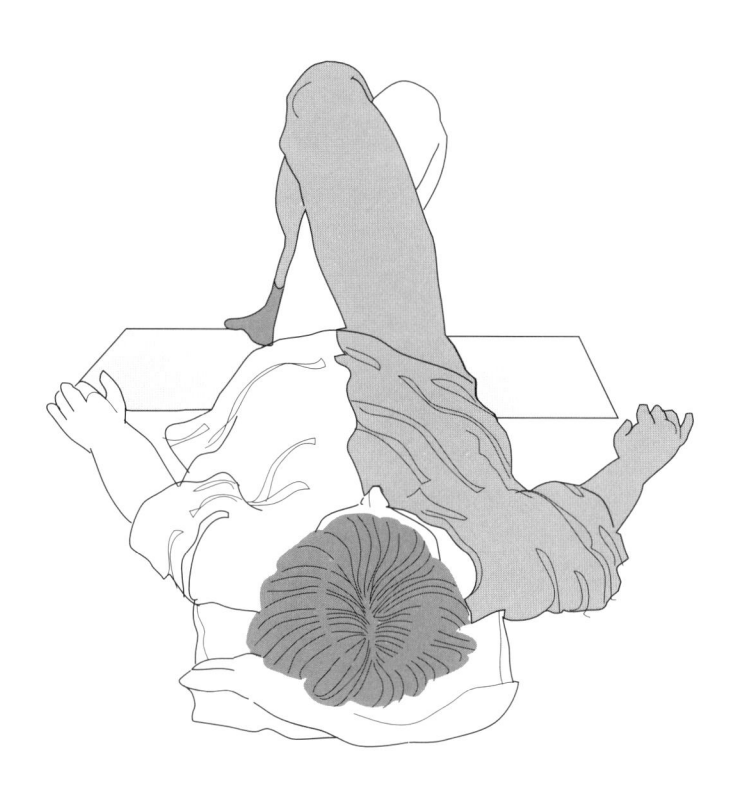

Notizen:

Abb. B/3 R *(Rumpf)*

© Springer-Verlag Berlin Heidelberg 2000

Hinweis:

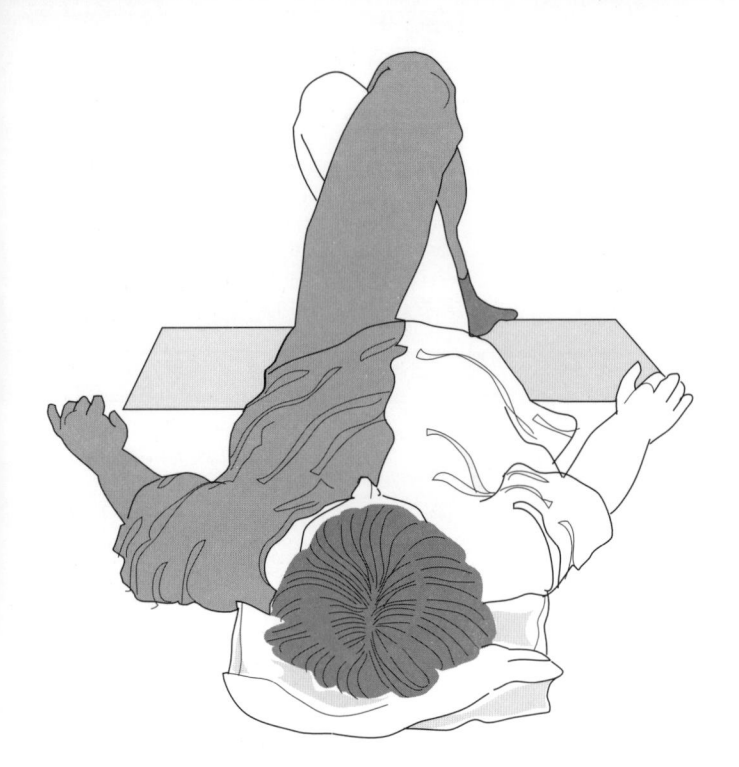

------- Auf A5-Format falten -------

Notizen:

Abb. B/3 L *(Rumpf)*

© Springer-Verlag Berlin Heidelberg 2000

Hinweis:

------------ Auf A5-Format falten ------------

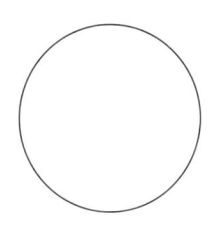

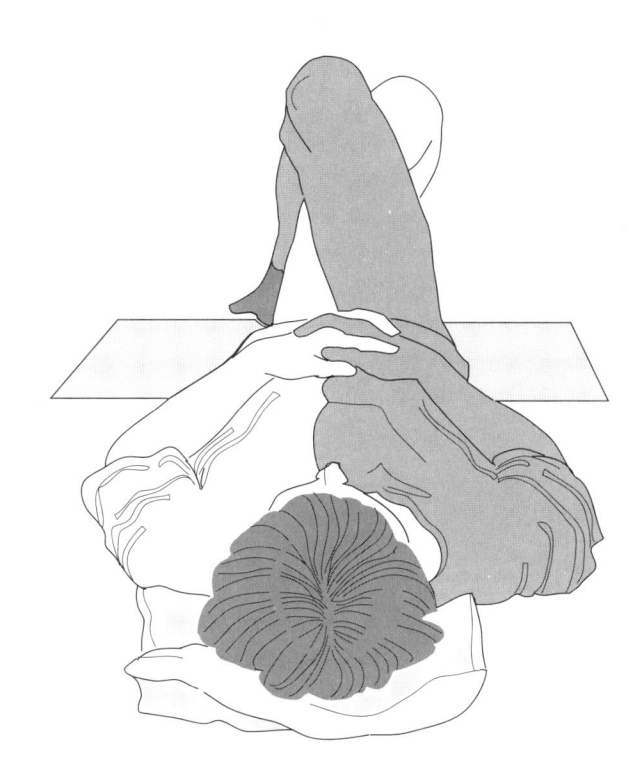

Notizen:

Abb. B/4 R *(Rumpf)*

© Springer-Verlag Berlin Heidelberg 2000

Hinweis:

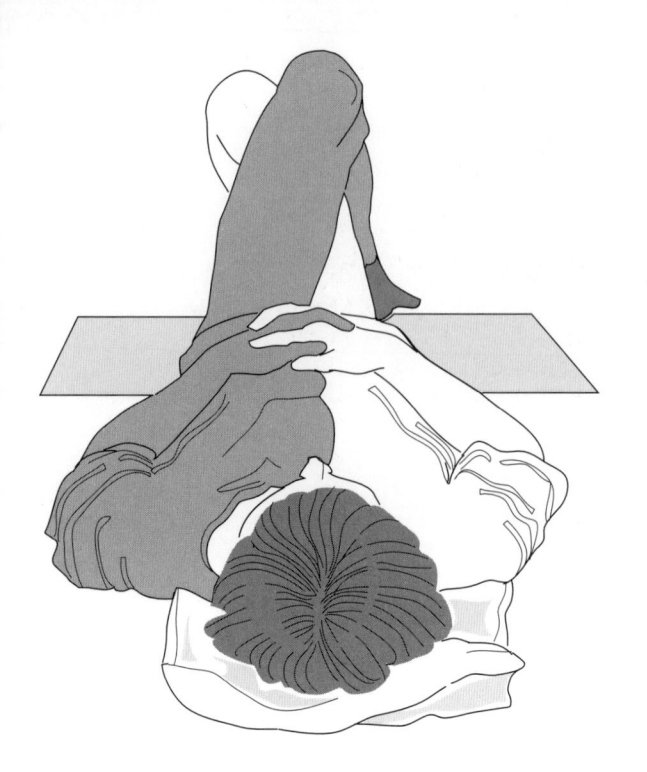

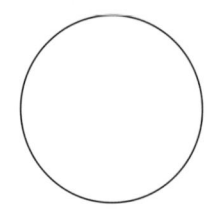

------------------------------ Auf A5-Format falten ------------------------------

Notizen:

Abb. B/4 L *(Rumpf)*

© Springer-Verlag Berlin Heidelberg 2000

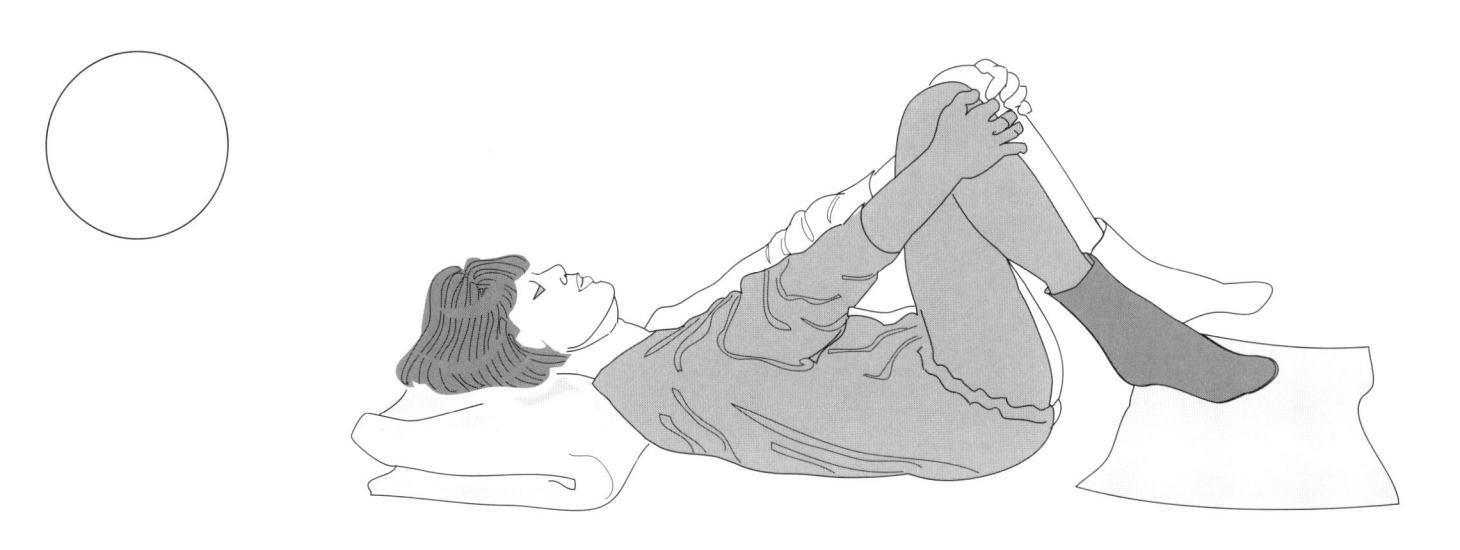

Hinweis:

------------------------------ Auf A5-Format falten ------------------------------

Notizen:

Abb. B/5 R *(Rumpf)*

© Springer-Verlag Berlin Heidelberg 2000

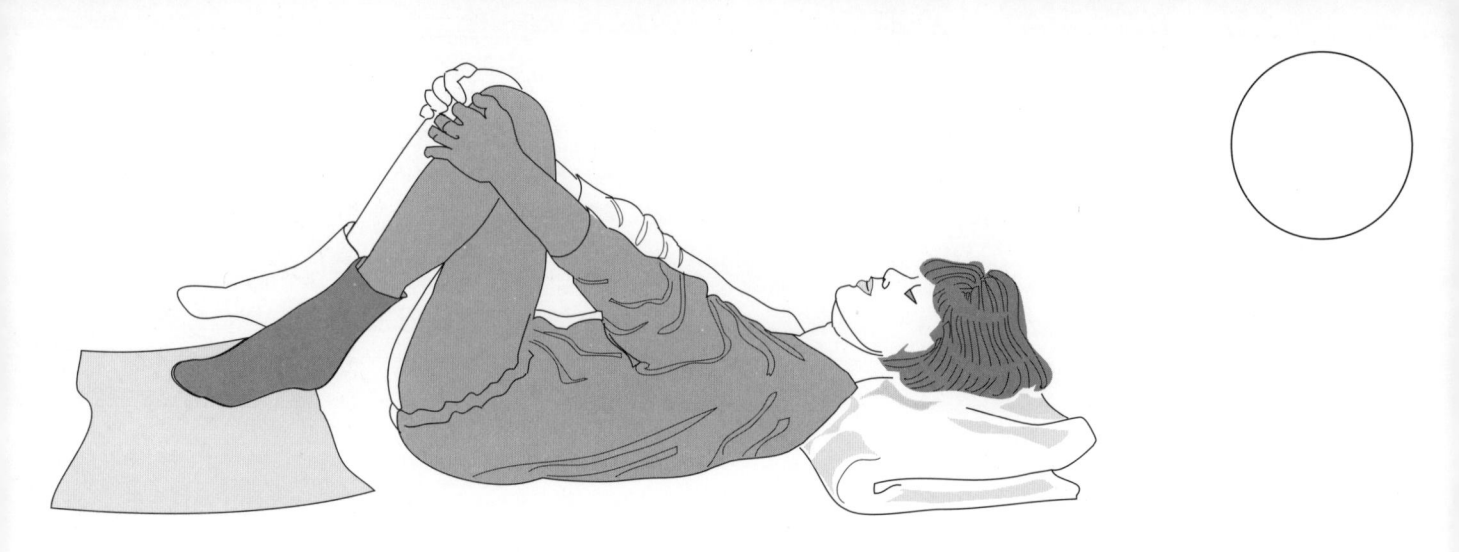

Hinweis:

------- Auf A5-Format falten -------

Notizen:

Abb. B/5 L *(Rumpf)*

© Springer-Verlag Berlin Heidelberg 2000

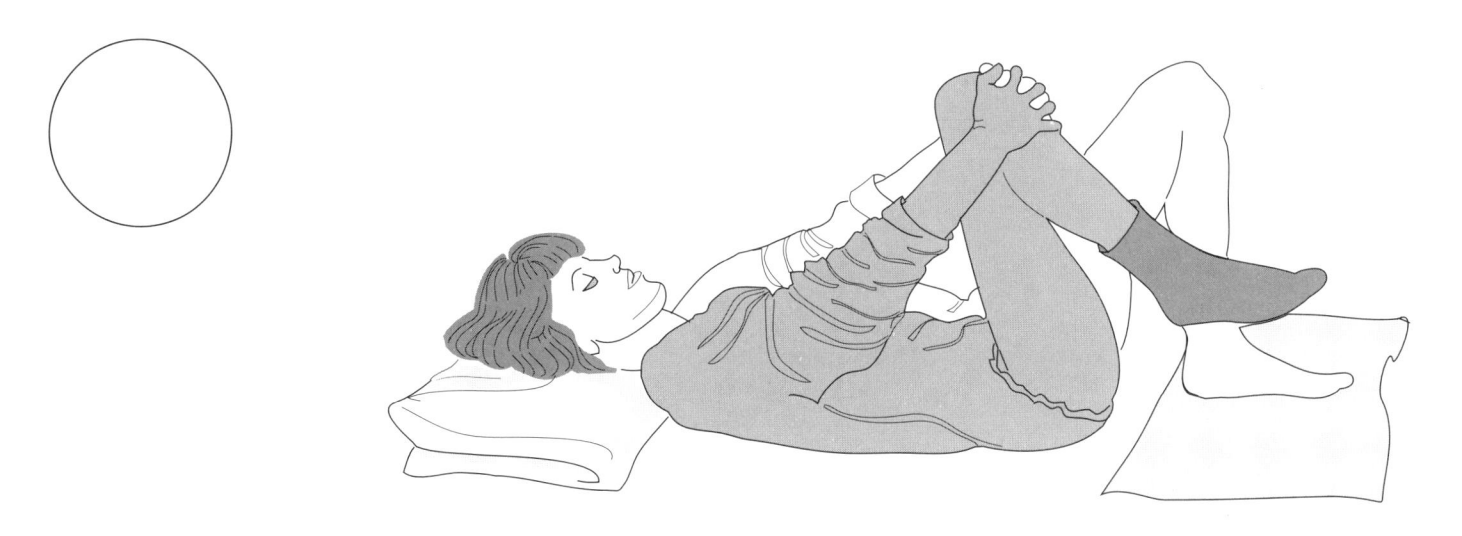

Hinweis:

------- Auf A5-Format falten -------

Notizen:

Abb. B/6 R *(Rumpf)*

© Springer-Verlag Berlin Heidelberg 2000

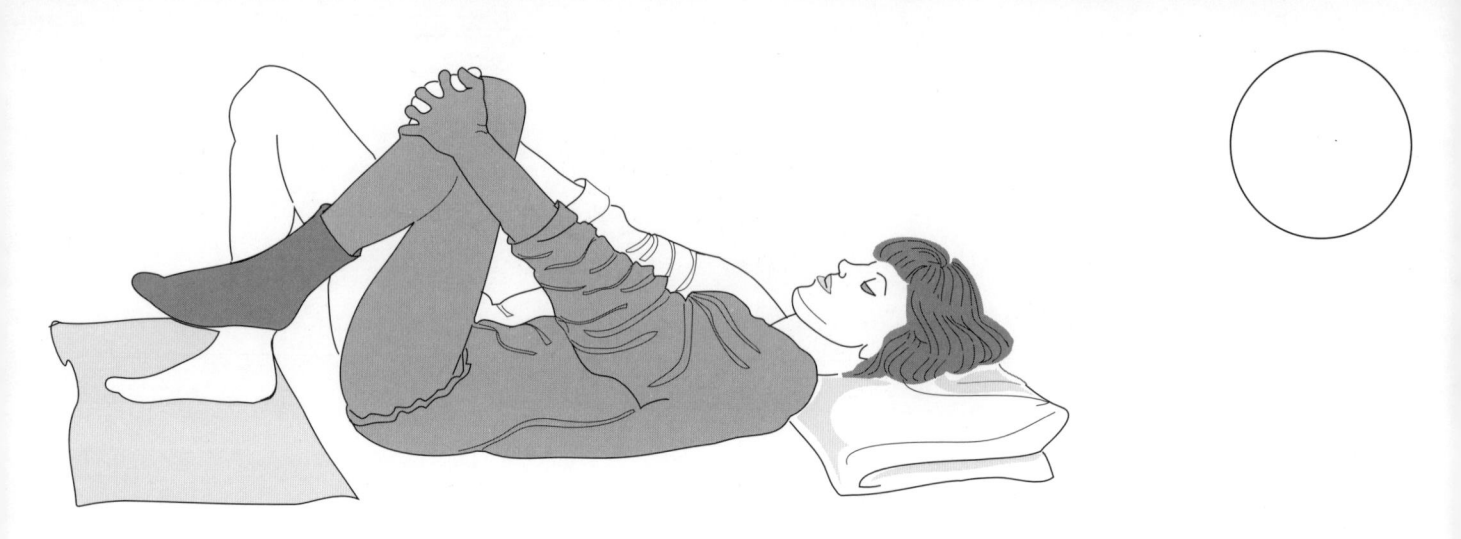

Hinweis:

-- Auf A5-Format falten --

Notizen:

Abb. B/6 L *(Rumpf)*

© Springer-Verlag Berlin Heidelberg 2000

Hinweis:

------------------------------- Auf A5-Format falten -------------------------------

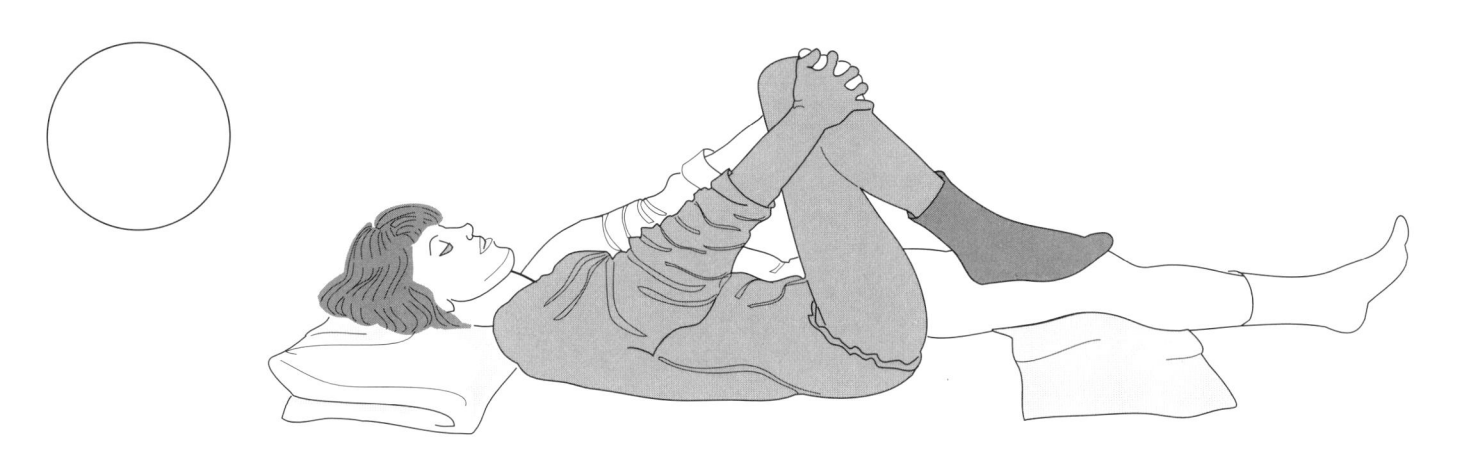

Notizen:

Abb. B/7 R *(Rumpf)*

© Springer-Verlag Berlin Heidelberg 2000

Hinweis:

----- Auf A5-Format falten -----

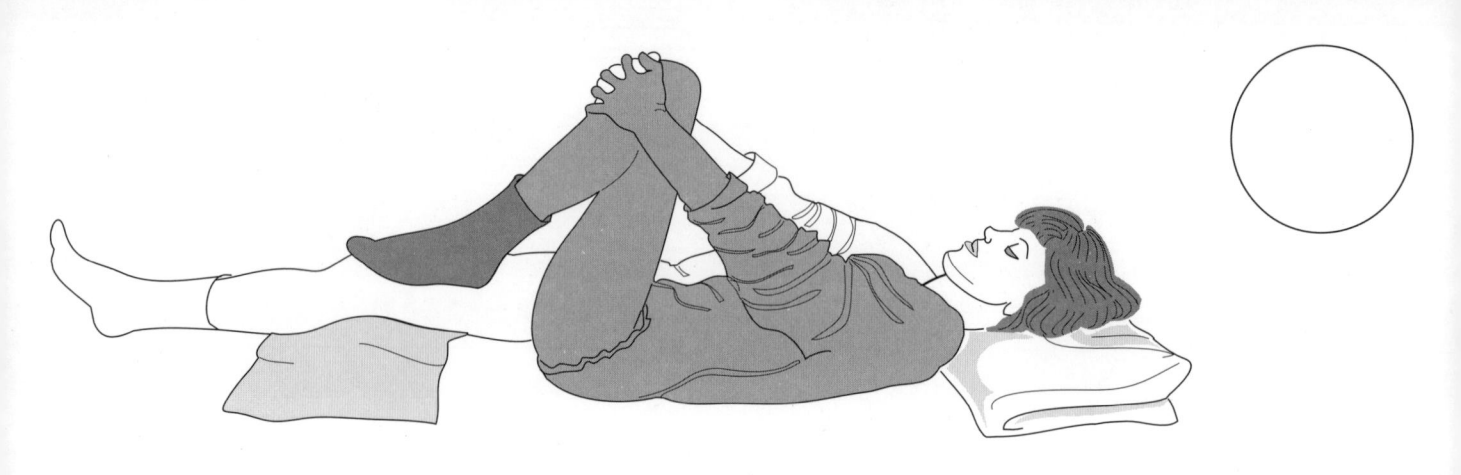

Notizen:

Abb. B/7 L *(Rumpf)*

© Springer-Verlag Berlin Heidelberg 2000

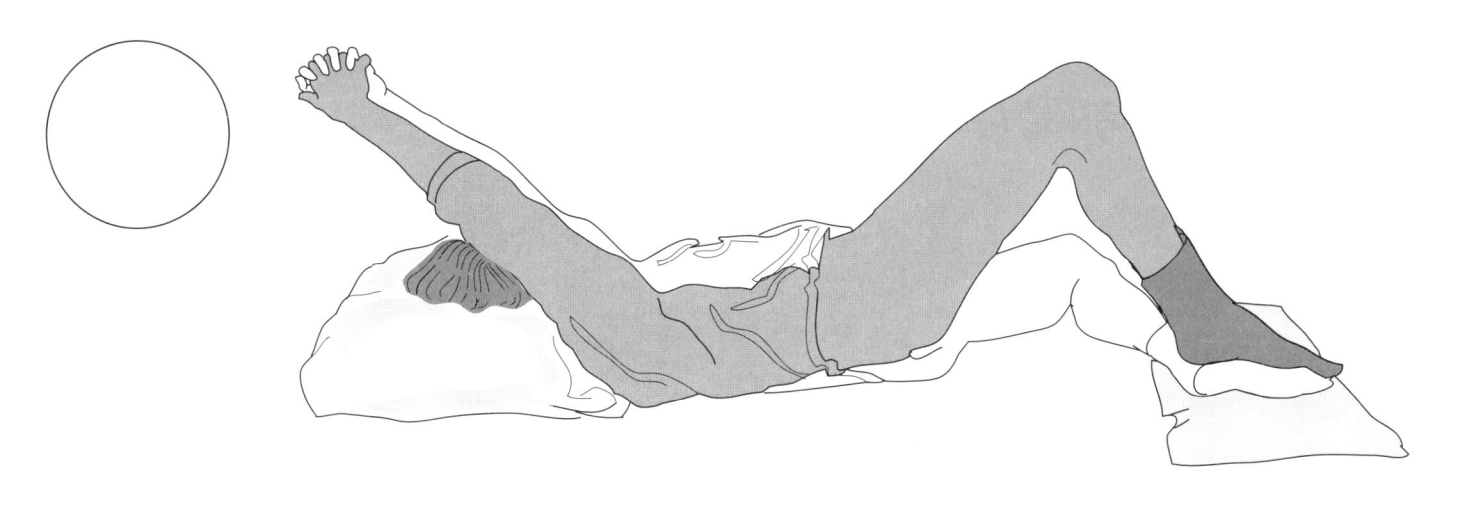

Hinweis:

------------------------------ Auf A5-Format falten ------------------------------

Notizen:

Abb. B/8 R *(Rumpf, Schulter)*

© Springer-Verlag Berlin Heidelberg 2000

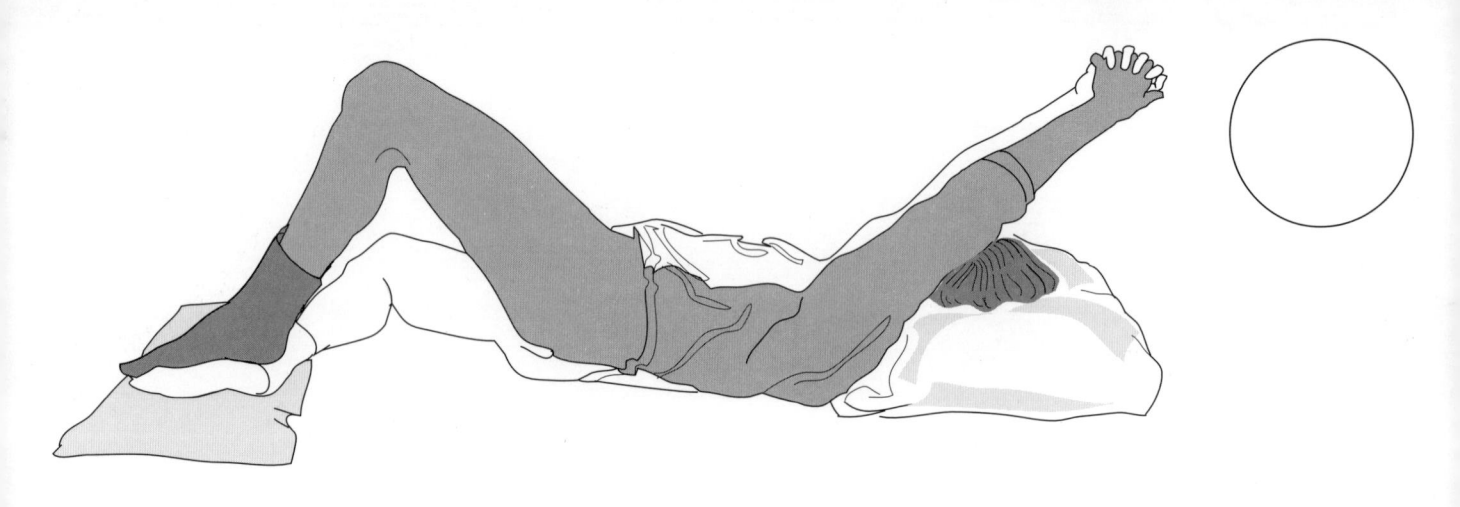

Hinweis:

Notizen:

Abb. B/8 L *(Rumpf, Schulter)*

© Springer-Verlag Berlin Heidelberg 2000

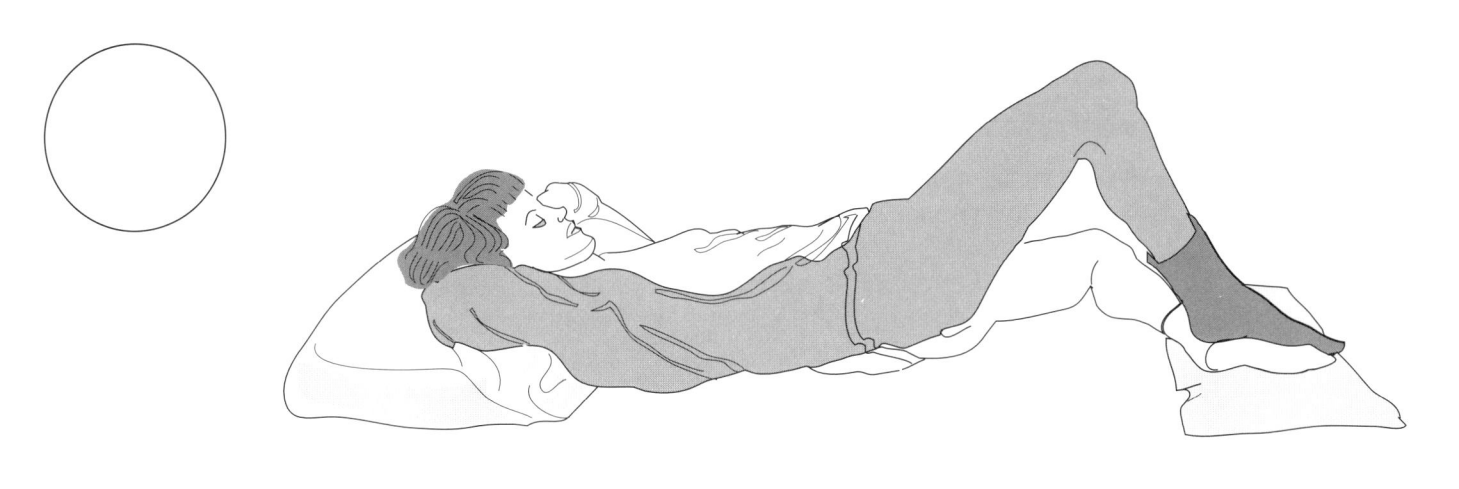

Hinweis:

------- Auf A5-Format falten -------

Notizen:

Abb. B/9 R *(Rumpf, Schulter)*

© Springer-Verlag Berlin Heidelberg 2000

Hinweis:

------ Auf A5-Format falten ------

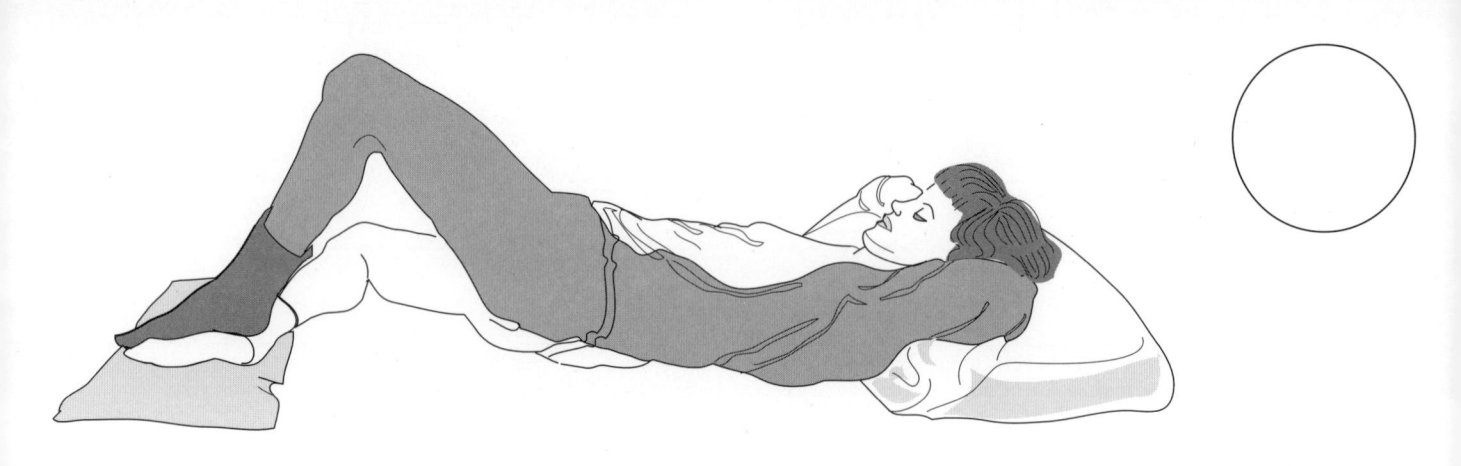

Notizen:

Abb. B/9 L *(Rumpf, Schulter)*

© Springer-Verlag Berlin Heidelberg 2000

Hinweis:

------- Auf A5-Format falten -------

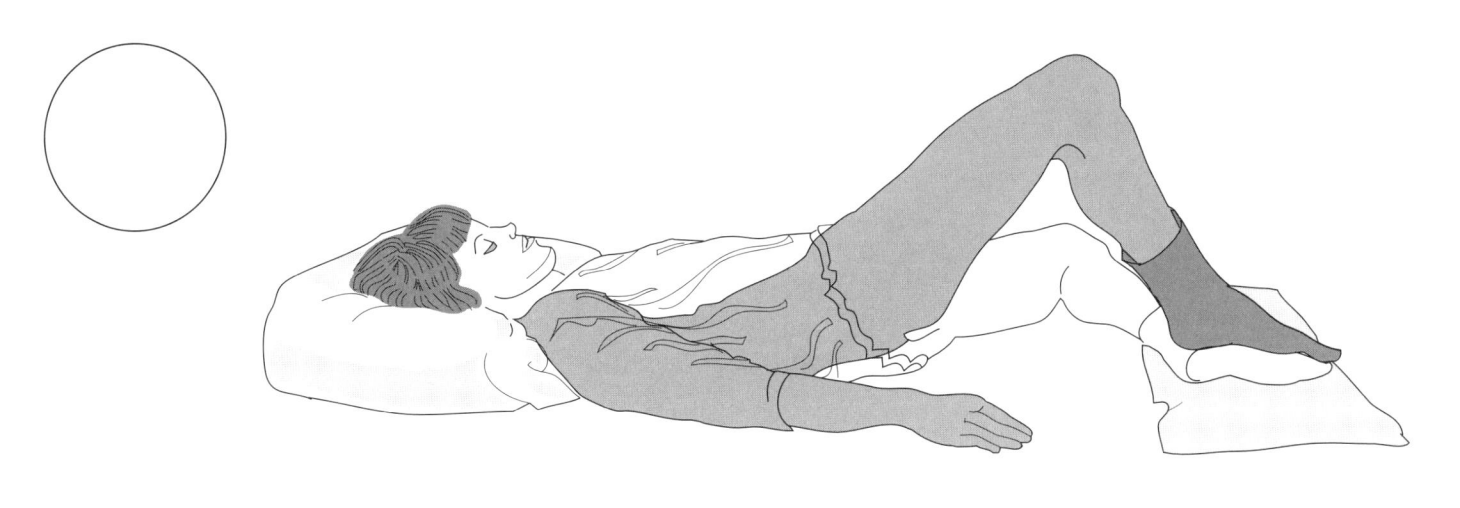

Notizen:

Abb. B/10 R *(Rumpf)*

© Springer-Verlag Berlin Heidelberg 2000

Hinweis:

------------------------------ Auf A5-Format falten ------------------------------

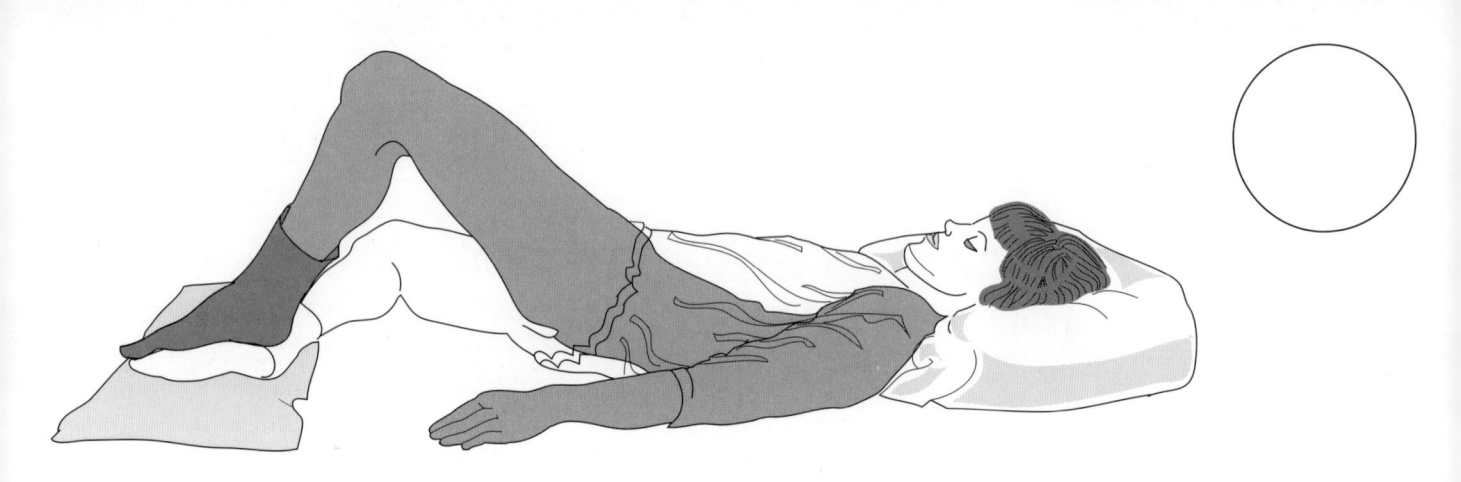

Notizen:

Abb. B/10 L *(Rumpf)*

© Springer-Verlag Berlin Heidelberg 2000

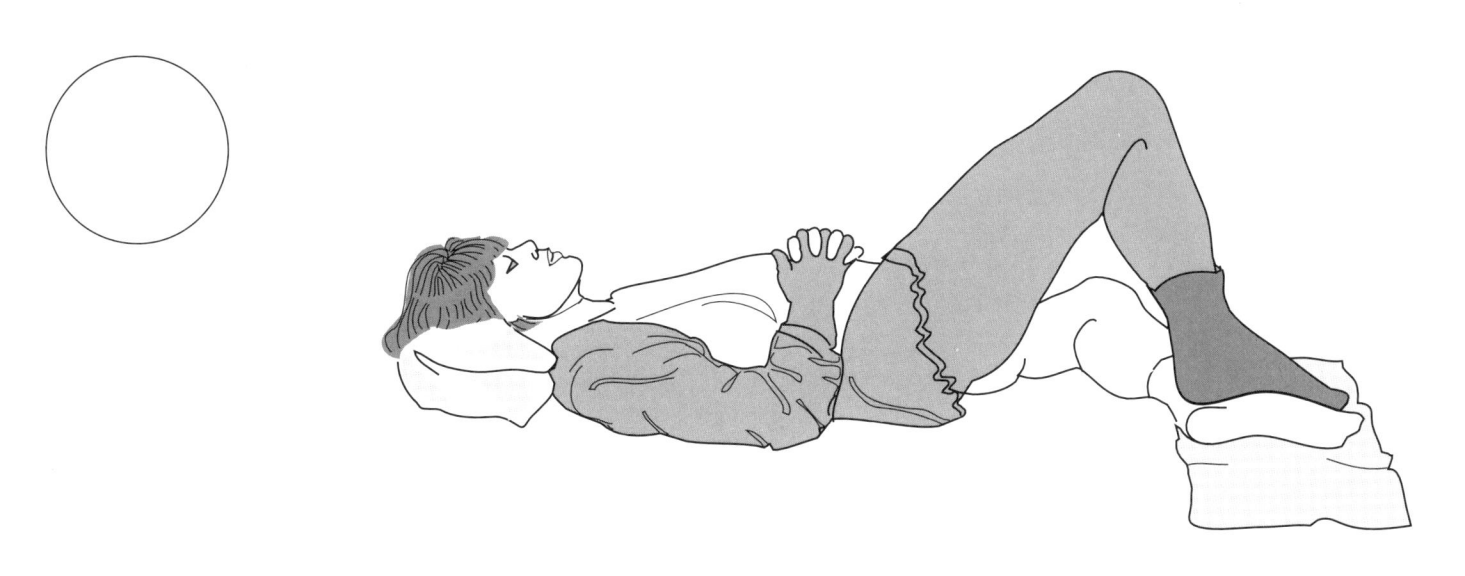

Hinweis:

─ ─ ─ ─ ─ ─ ─ ─ ─ ─ ─ ─ ─ ─ ─ ─ ─ ─ Auf A5-Format falten ─ ─ ─ ─ ─ ─ ─ ─ ─ ─ ─ ─ ─ ─ ─ ─ ─ ─

Notizen:

Abb. B/11 R *(Rumpf)*

© Springer-Verlag Berlin Heidelberg 2000

Hinweis:

------- Auf A5-Format falten -------

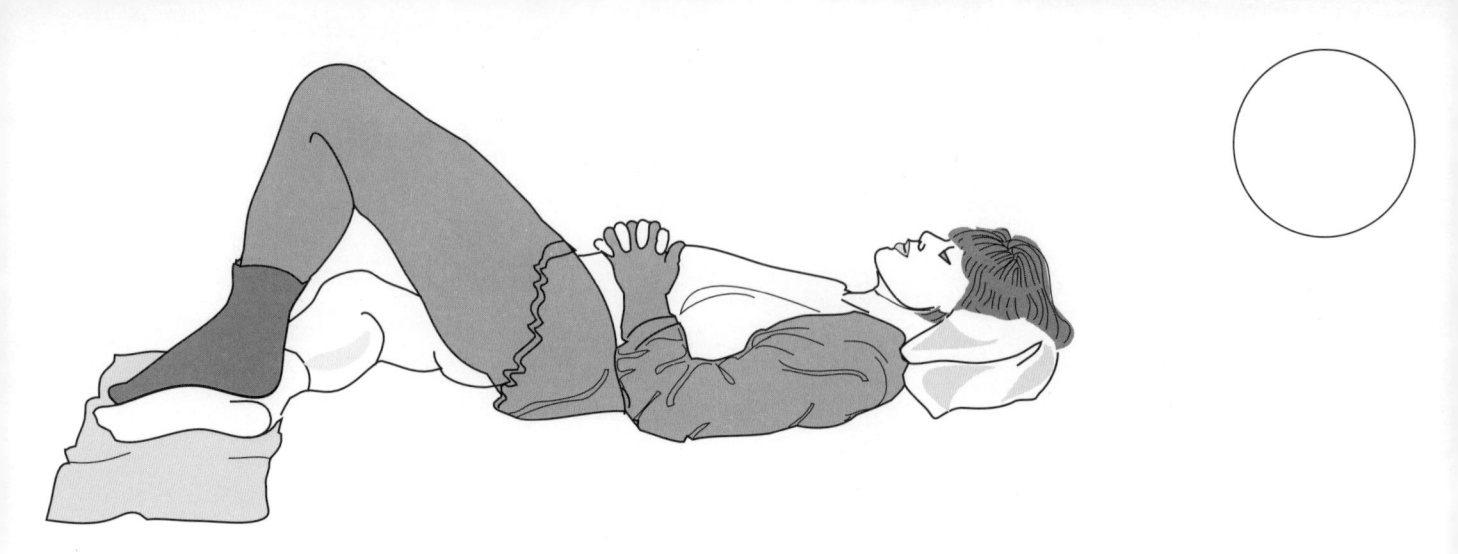

Notizen:

Abb. B/11 L *(Rumpf)*

© Springer-Verlag Berlin Heidelberg 2000

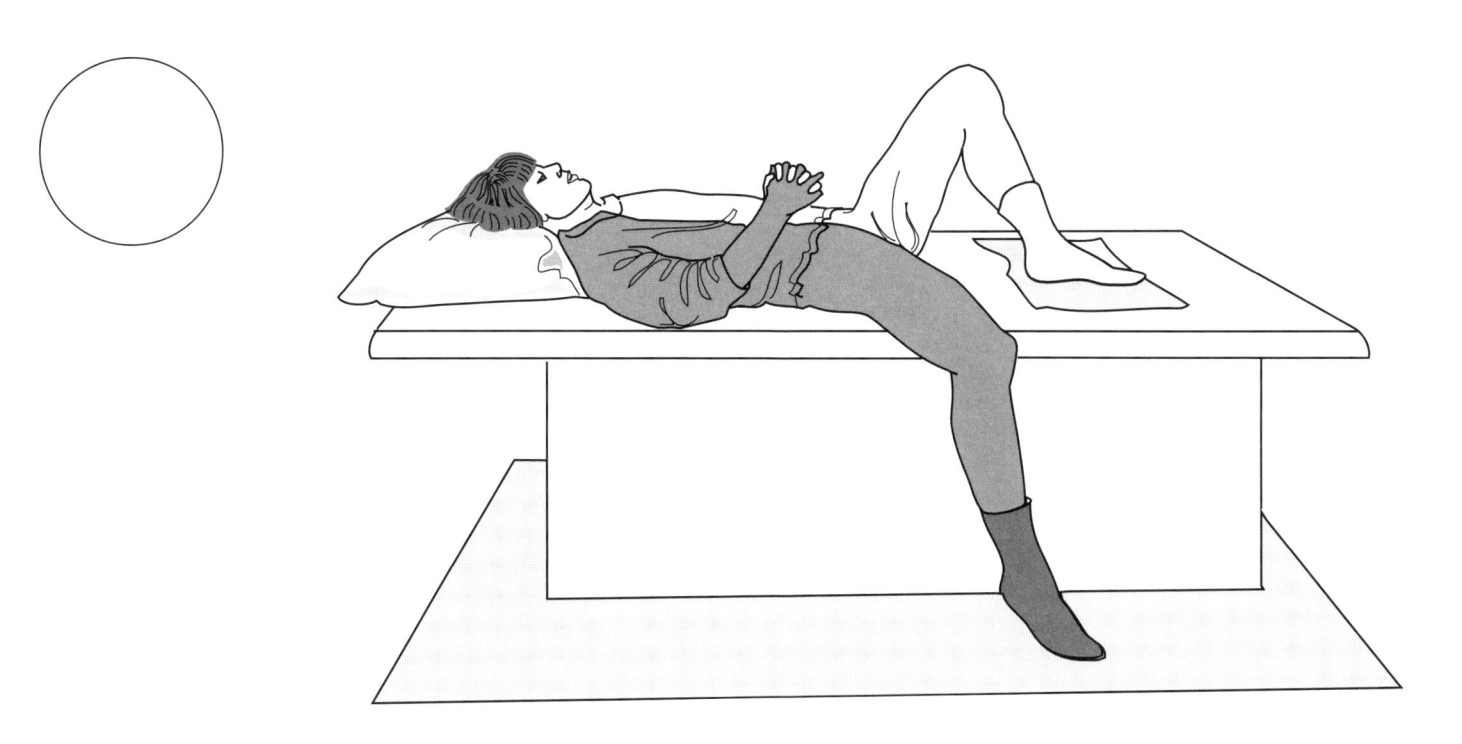

Hinweis:

--- Auf A5-Format falten ---

Notizen:

Abb. B/12 R *(Hüfte)*

© Springer-Verlag Berlin Heidelberg 2000

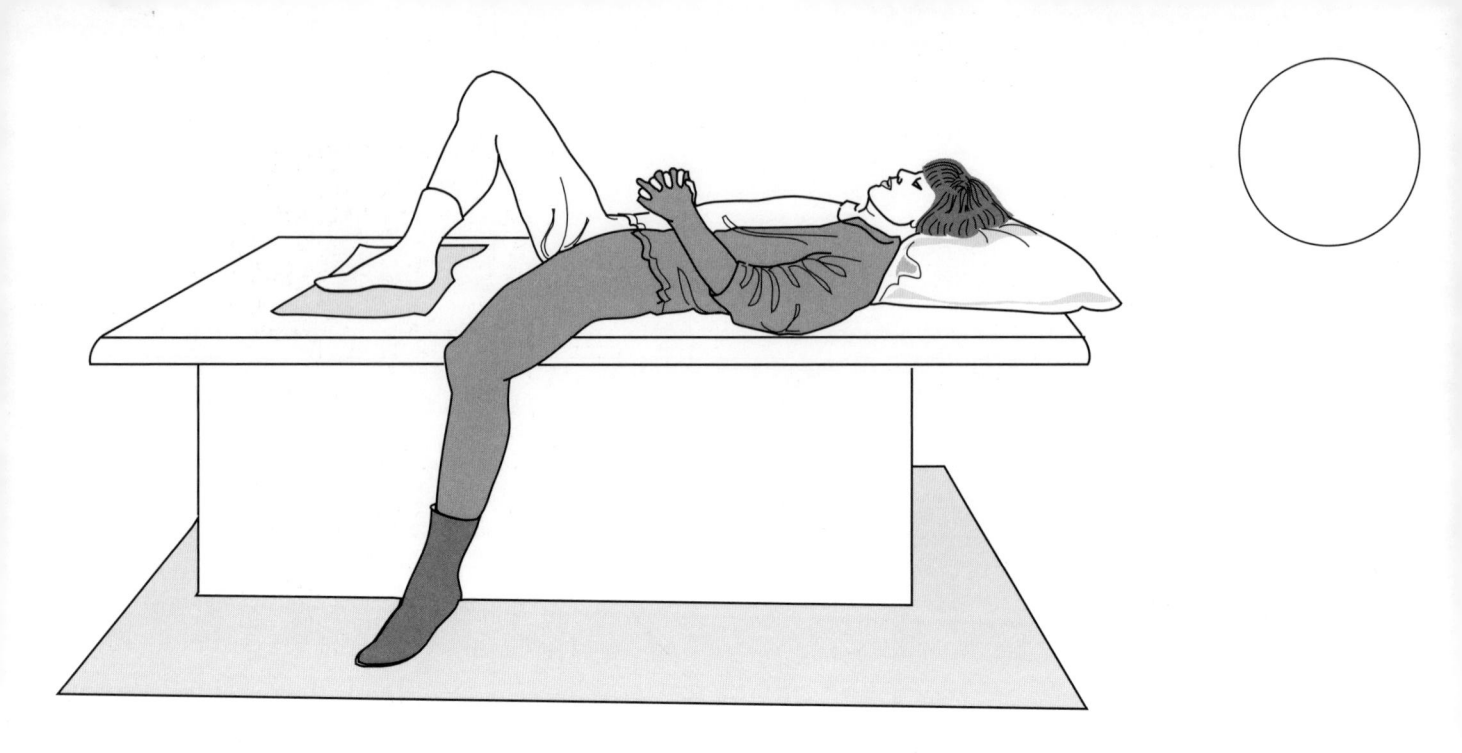

Hinweis:

---------------------------------- Auf A5-Format falten ----------------------------------

Notizen:

Abb. B/12 L *(Hüfte)*

© Springer-Verlag Berlin Heidelberg 2000

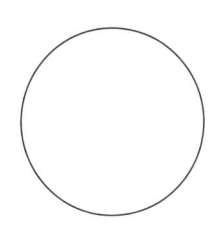

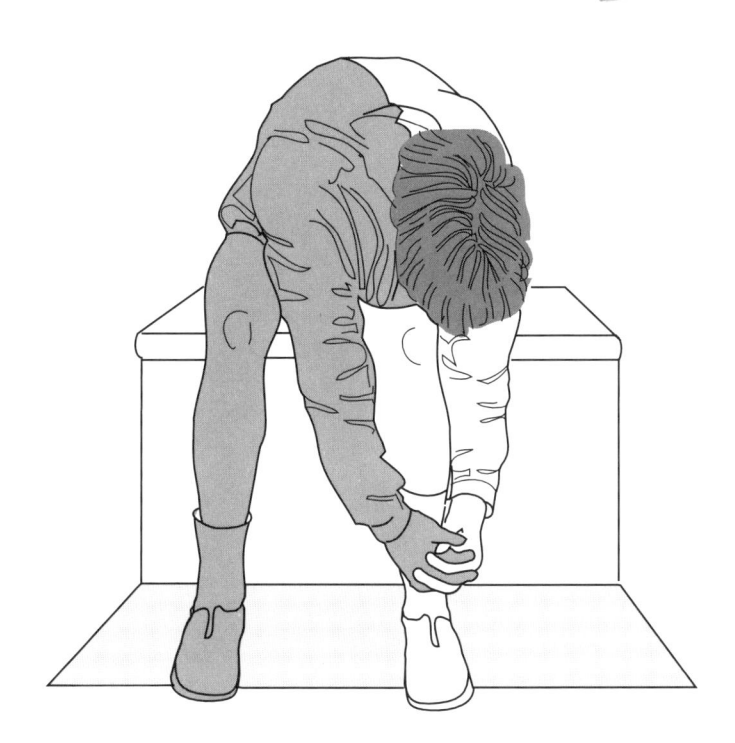

Hinweis:

------- Auf A5-Format falten -------

Notizen:

Abb. B/13 R *(Rumpf, Hüfte, Schulter)*

© Springer-Verlag Berlin Heidelberg 2000

Hinweis:

------------------------------ Auf A5-Format falten ------------------------------

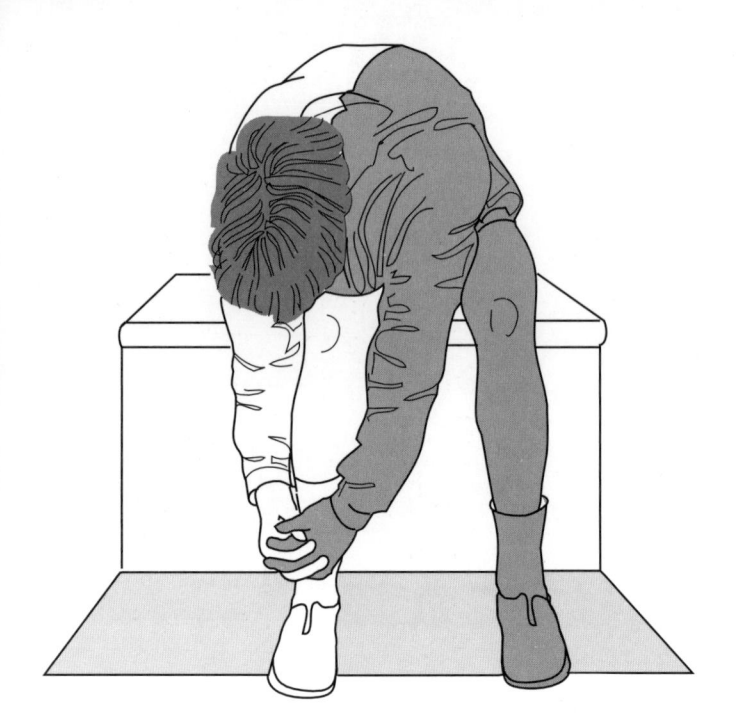

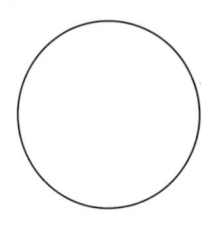

Notizen:

Abb. B/13 L *(Rumpf, Hüfte, Schulter)*

© Springer-Verlag Berlin Heidelberg 2000

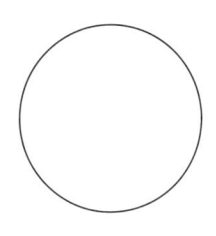

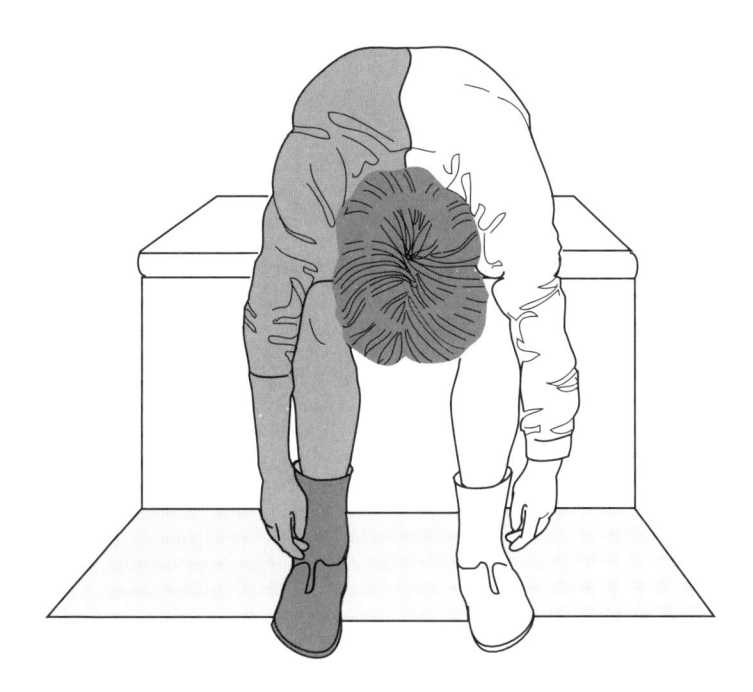

Hinweis:

------- Auf A5-Format falten -------

Notizen:

Abb. B/14 R *(Rumpf, Hüfte, Schulter)*

© Springer-Verlag Berlin Heidelberg 2000

Hinweis:

------------------------------ Auf A5-Format falten ------------------------------

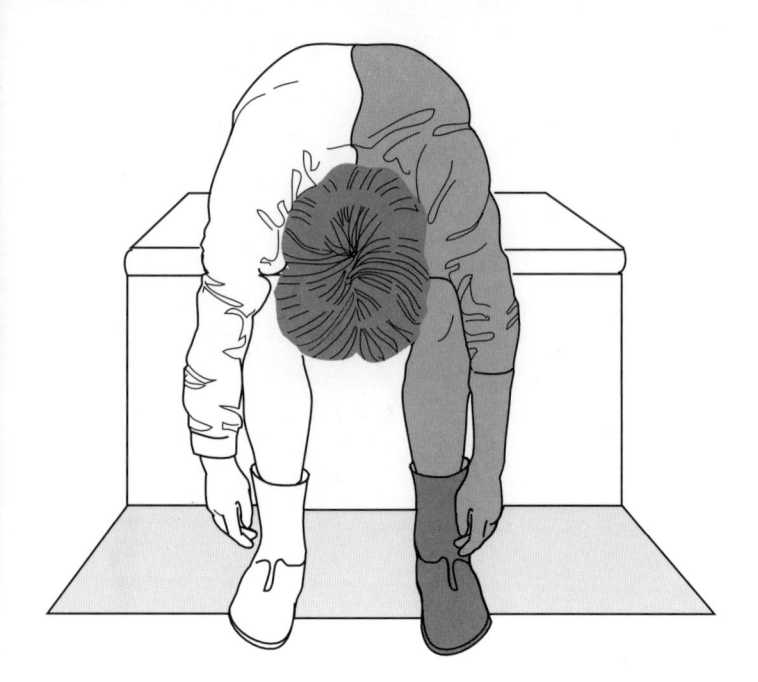

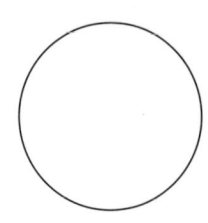

Notizen:

Abb. B/14 L *(Rumpf, Hüfte, Schulter)*

© Springer-Verlag Berlin Heidelberg 2000

Hinweis:

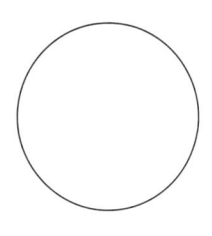

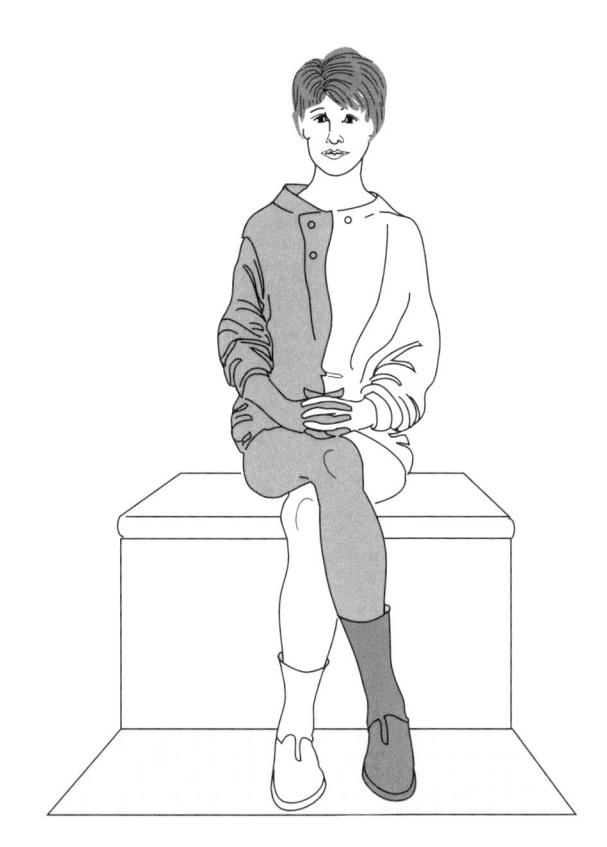

------- Auf A5-Format falten -------

Notizen:

Abb. B/15 R *(Hüftgelenke)*

© Springer-Verlag Berlin Heidelberg 2000

Hinweis:

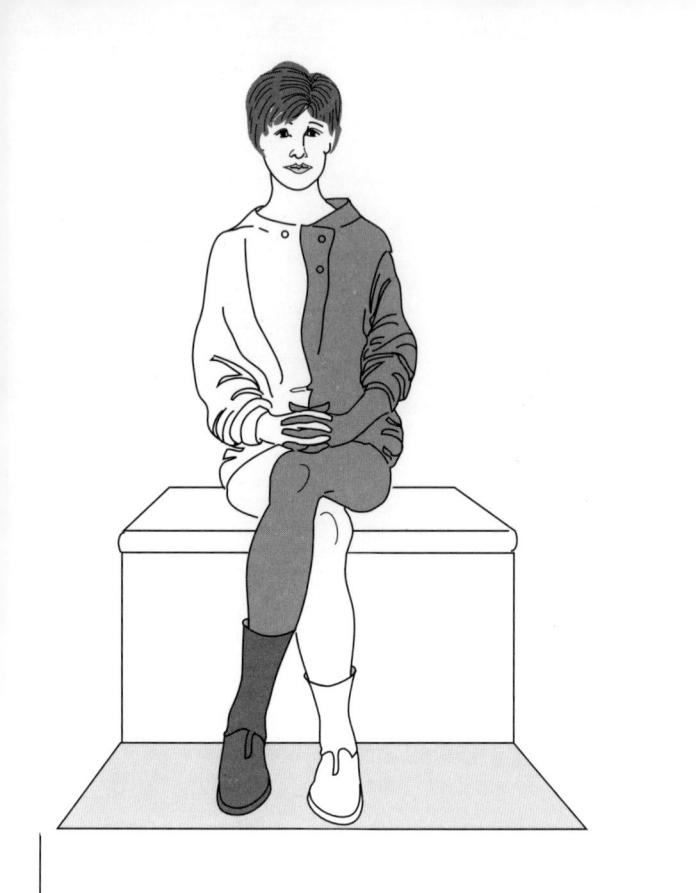

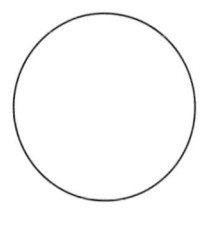

----- Auf A5-Format falten -----

Notizen:

Abb. B/15 L *(Hüftgelenke)*

© Springer-Verlag Berlin Heidelberg 2000

Hinweis:

------------------------------ Auf A5-Format falten ------------------------------

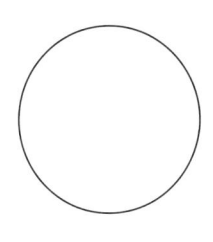

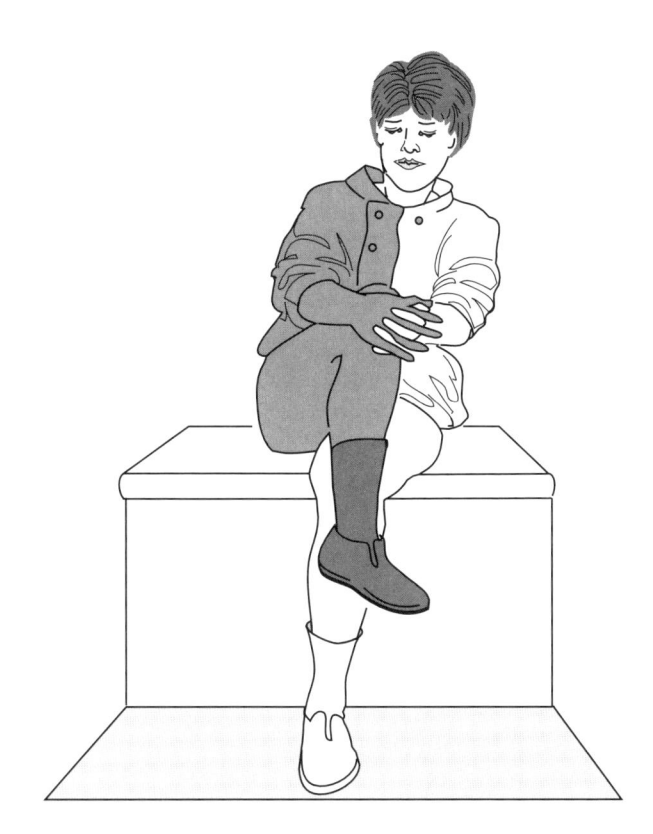

Notizen:

Abb. B/16a R *(Hüftgelenke)*

© Springer-Verlag Berlin Heidelberg 2000

Hinweis:

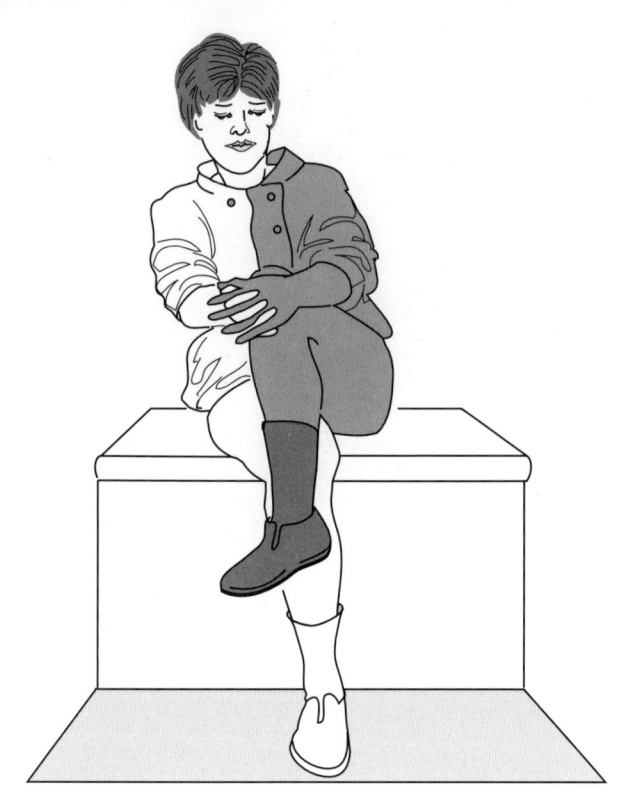

------- Auf A5-Format falten -------

Notizen:

Abb. B/16a L *(Hüftgelenke)*

© Springer-Verlag Berlin Heidelberg 2000

Hinweis:

------------------------------ Auf A5-Format falten ------------------------------

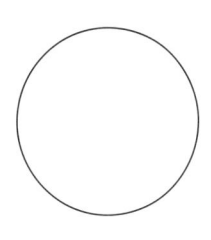

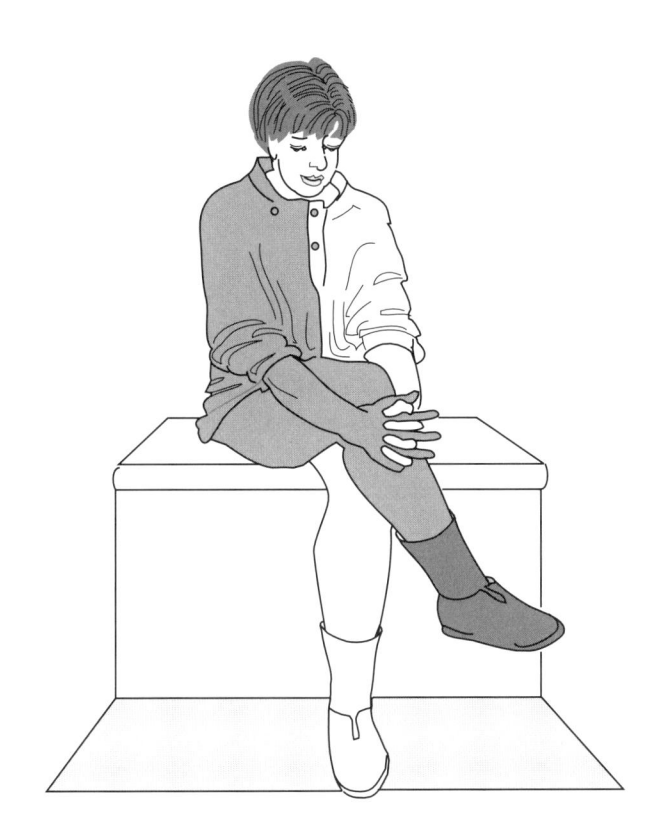

Notizen:

Abb. B/16b R *(Hüftgelenke)*

© Springer-Verlag Berlin Heidelberg 2000

Hinweis:

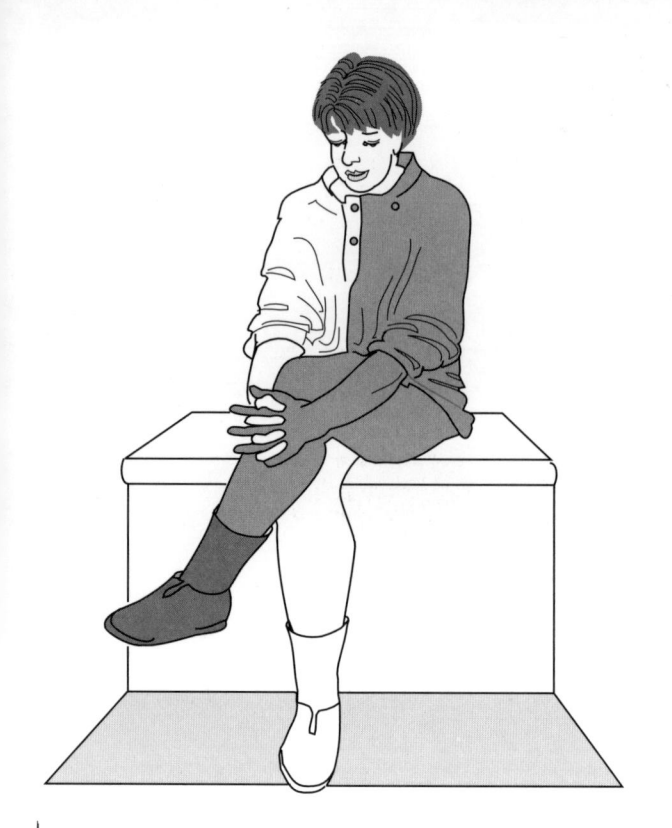

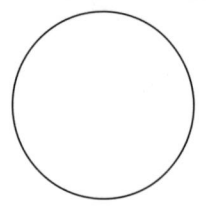

- Auf A5-Format falten -

Notizen:

Abb. B/16b L *(Hüftgelenke)*

© Springer-Verlag Berlin Heidelberg 2000

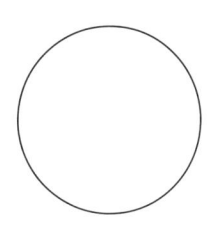

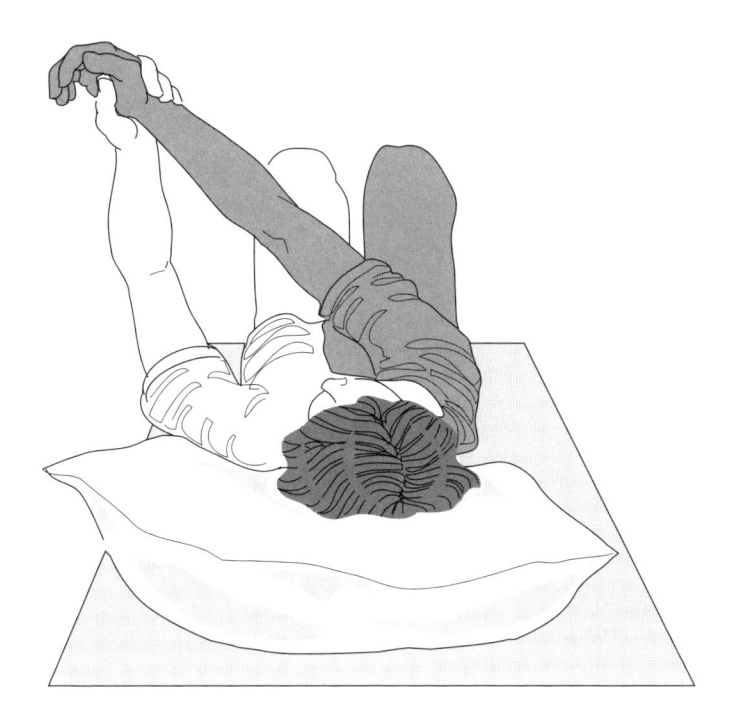

Hinweis:

------- Auf A5-Format falten -------

Notizen:

Abb. C/1a R *(Schulter)*

© Springer-Verlag Berlin Heidelberg 2000

Hinweis:

------- Auf A5-Format falten -------

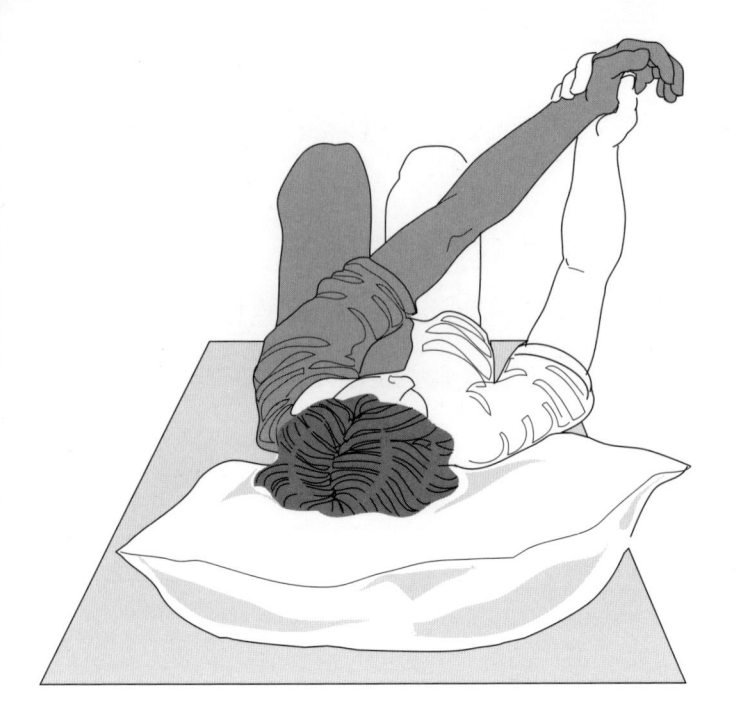

Notizen:

Abb. C/1a L *(Schulter)*

© Springer-Verlag Berlin Heidelberg 2000

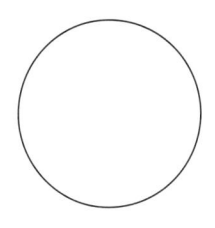

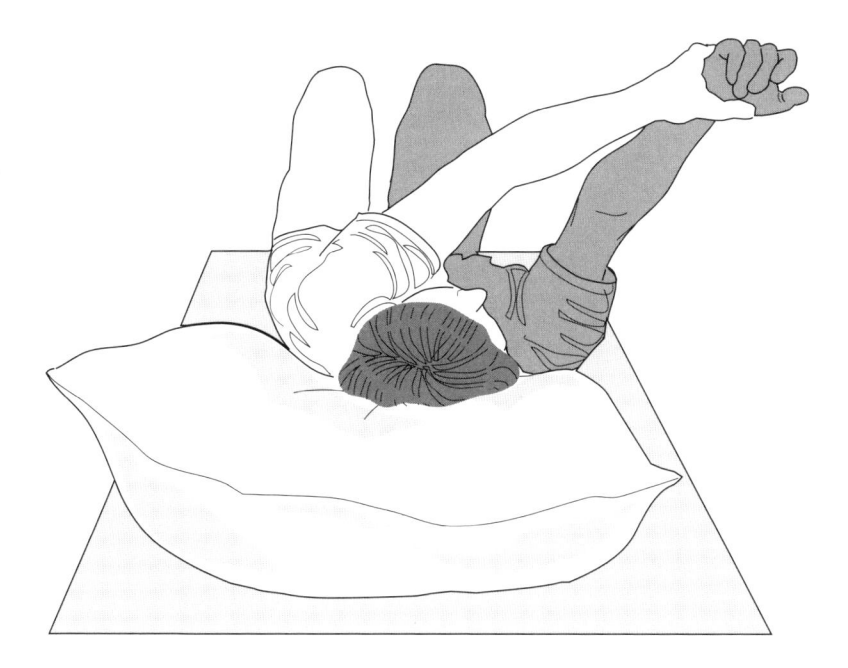

Hinweis:

------------------------------ Auf A5-Format falten ------------------------------

Notizen:

Abb. C/1b R *(Schulter)*

© Springer-Verlag Berlin Heidelberg 2000

Hinweis:

------- Auf A5-Format falten -------

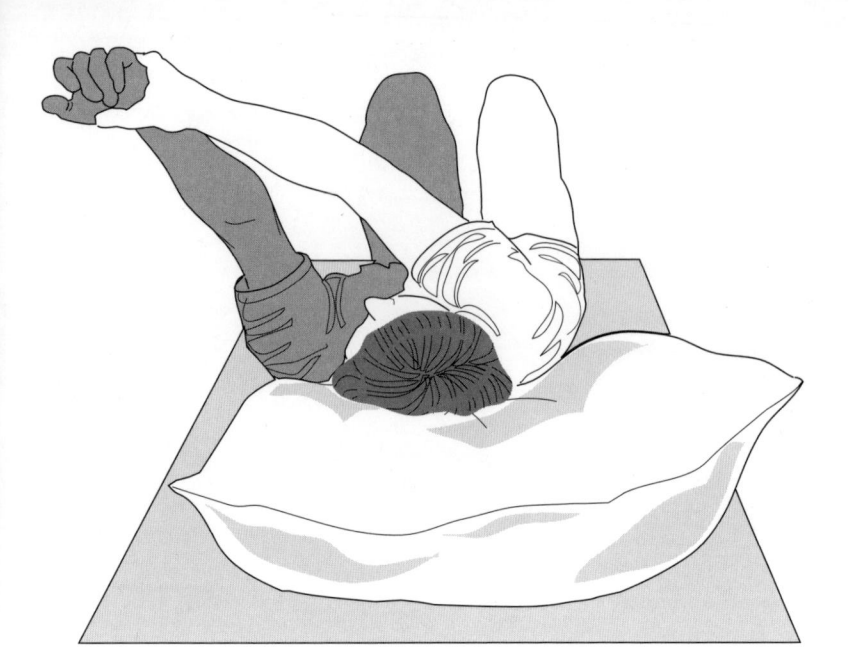

Notizen:

Abb. C/1b L *(Schulter)*

© Springer-Verlag Berlin Heidelberg 2000

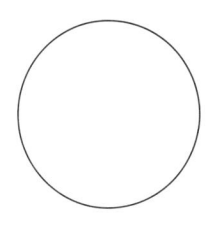

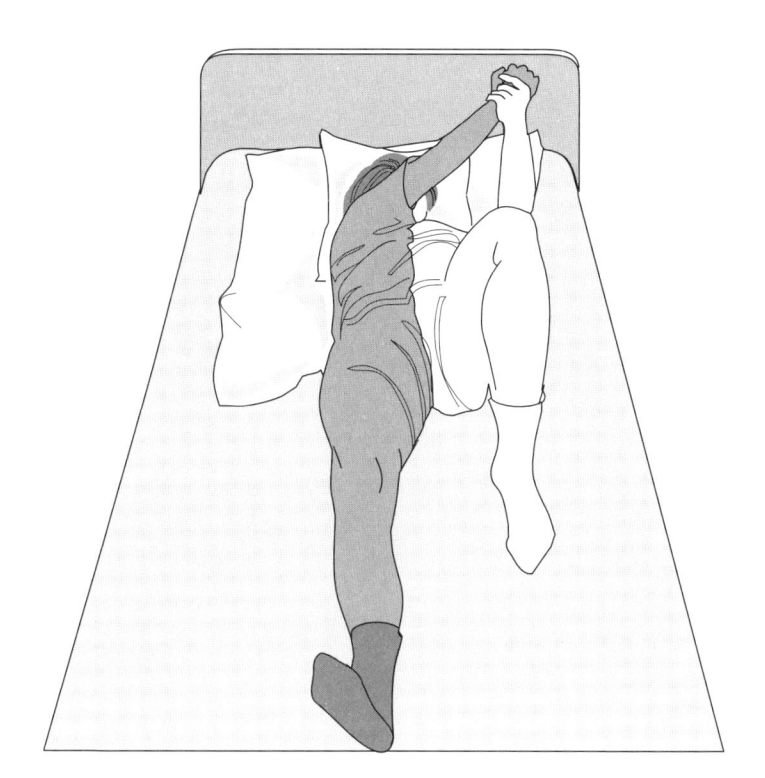

Hinweis:

------- Auf A5-Format falten -------

Notizen:

Abb. C/2a R *(Schulter)*

© Springer-Verlag Berlin Heidelberg 2000

Hinweis:

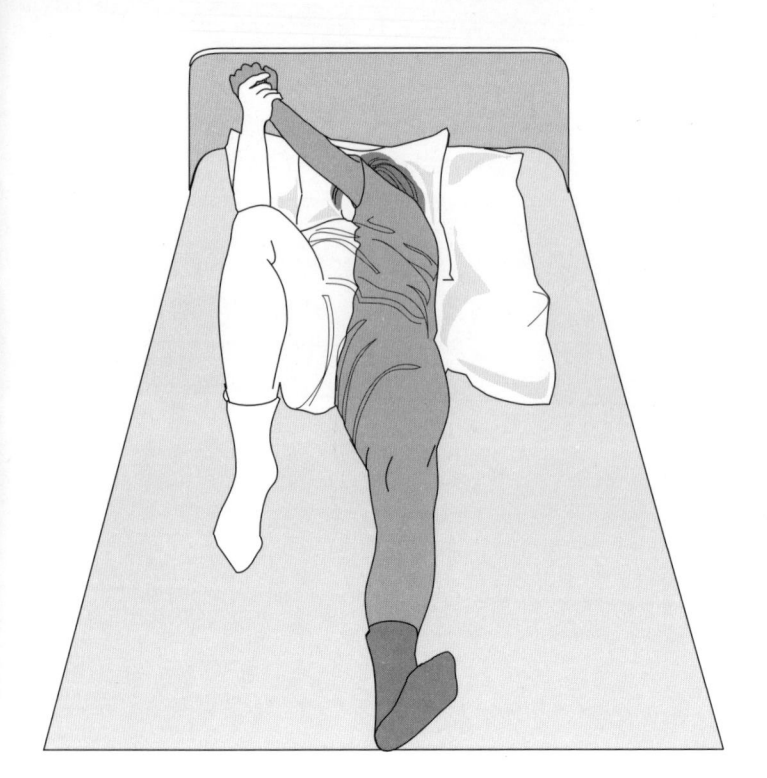

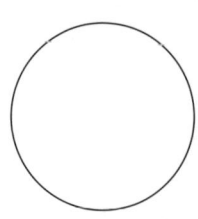

------ Auf A5-Format falten ------

Notizen:

Abb. C/2a L *(Schulter)*

© Springer-Verlag Berlin Heidelberg 2000

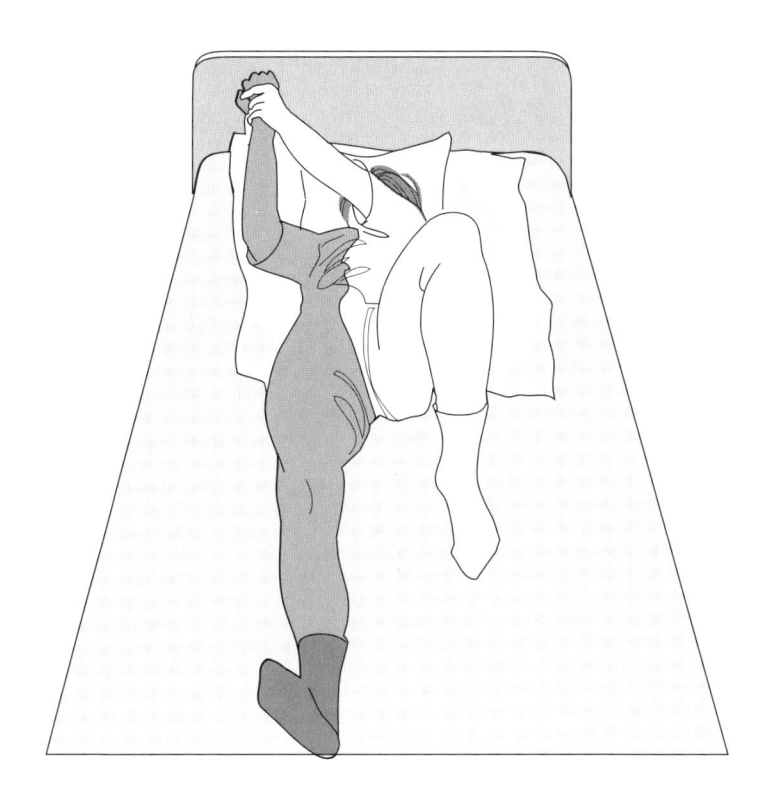

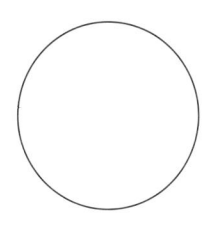

Hinweis:

------- Auf A5-Format falten -------

Notizen:

Abb. C/2b R *(Schulter)*

© Springer-Verlag Berlin Heidelberg 2000

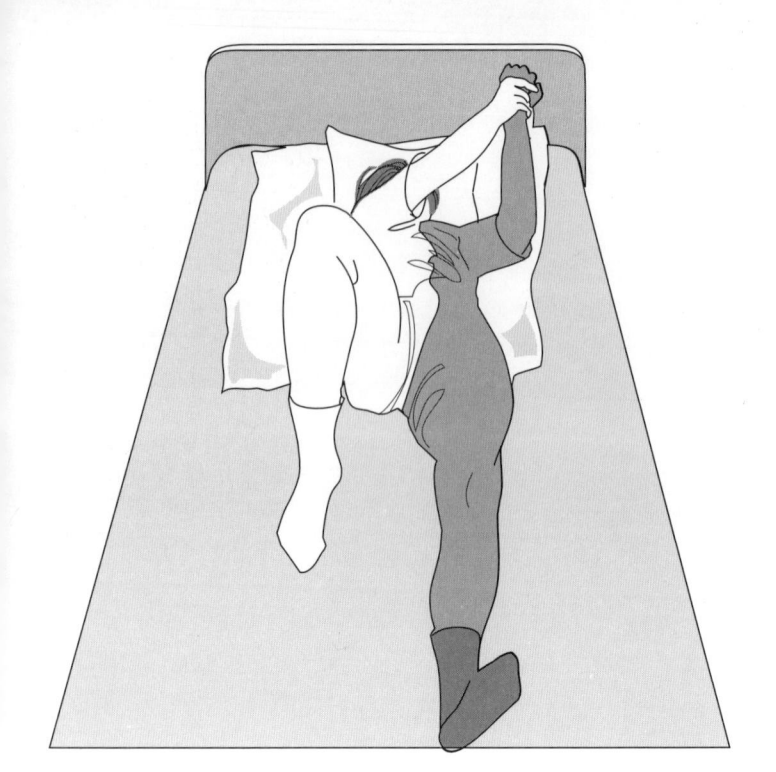

Hinweis:

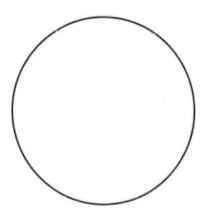

------------------------------- Auf A5-Format falten -------------------------------

Notizen:

Abb. C/2b L *(Schulter)*

© Springer-Verlag Berlin Heidelberg 2000

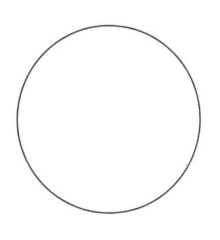

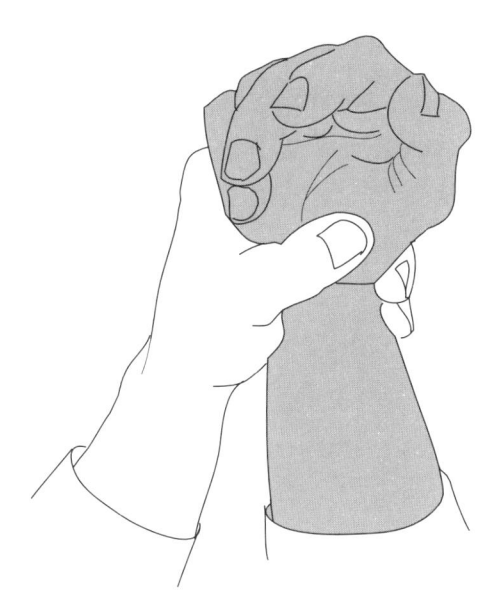

Hinweis:

------------------------------ Auf A5-Format falten ------------------------------

Notizen:

Abb. C/3 R *(Arm)*

© Springer-Verlag Berlin Heidelberg 2000

Hinweis:

------------------------------- Auf A5-Format falten -------------------------------

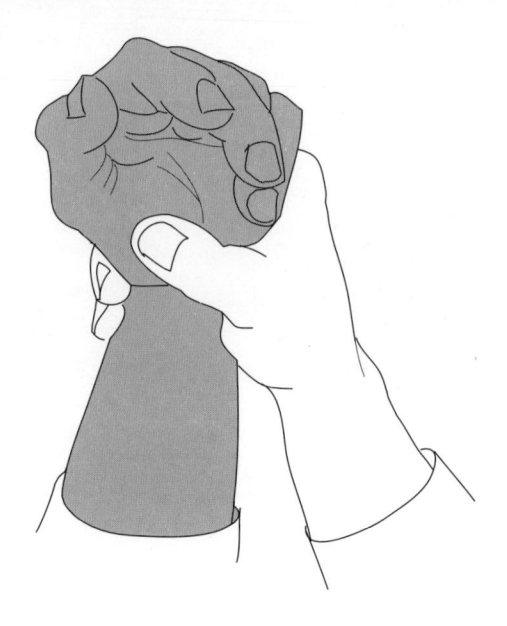

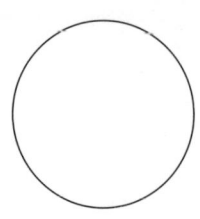

Notizen:

Abb. C/3 L *(Arm)*

© Springer-Verlag Berlin Heidelberg 2000

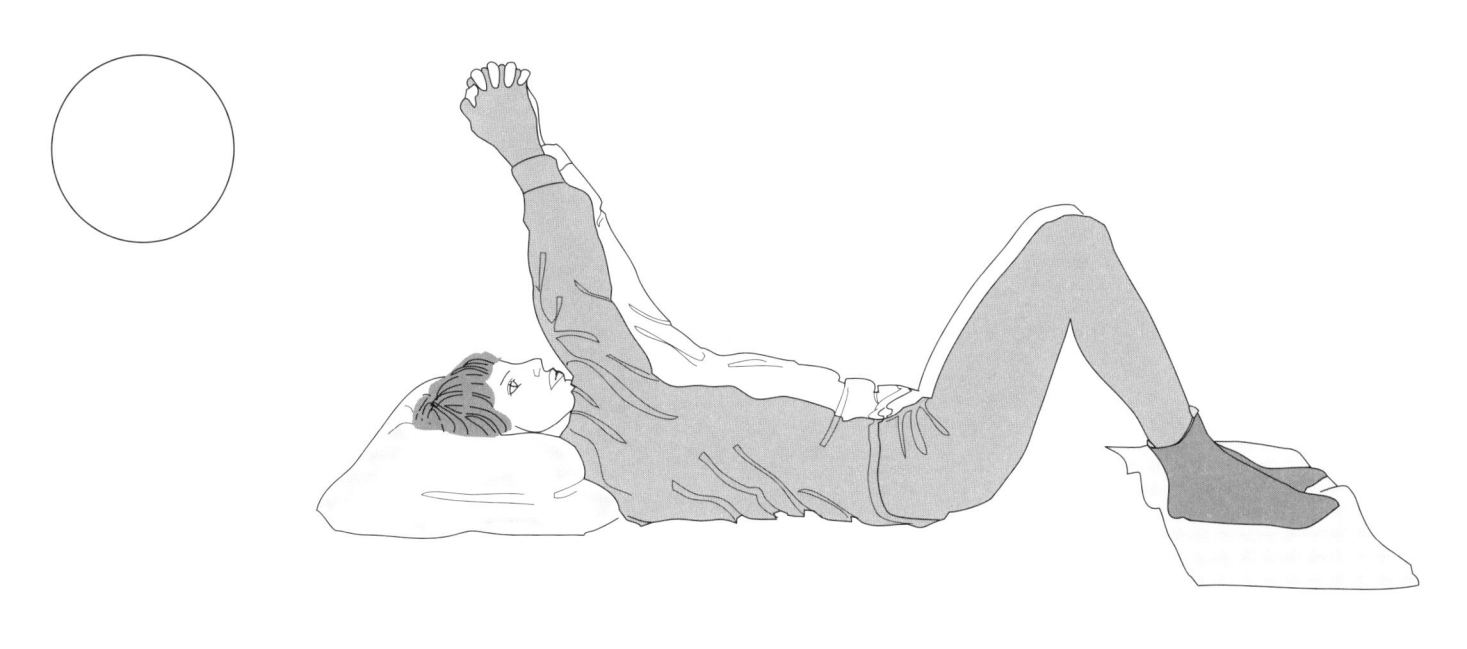

Hinweis:

------- Auf A5-Format falten -------

Notizen:

Abb. C/4 R *(Schulter)*

© Springer-Verlag Berlin Heidelberg 2000

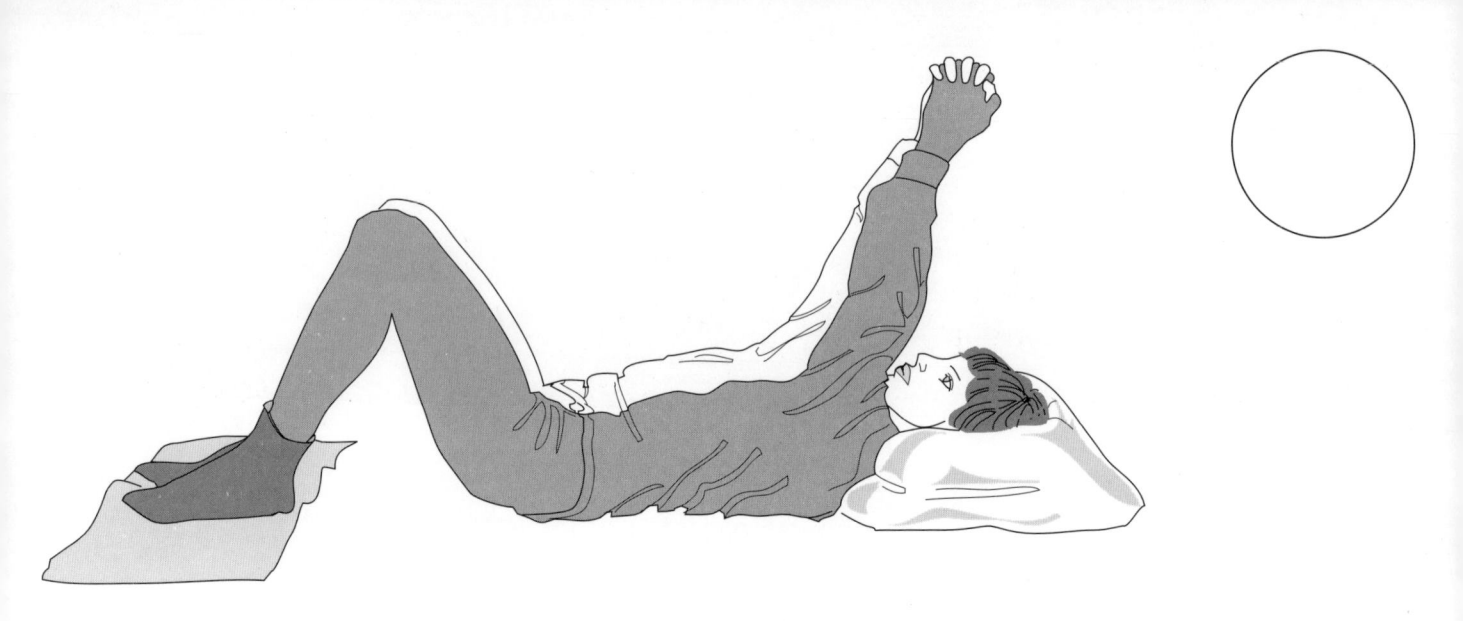

Hinweis:

------- Auf A5-Format falten -------

Notizen:

Abb. C/4 L *(Schulter)*

© Springer-Verlag Berlin Heidelberg 2000

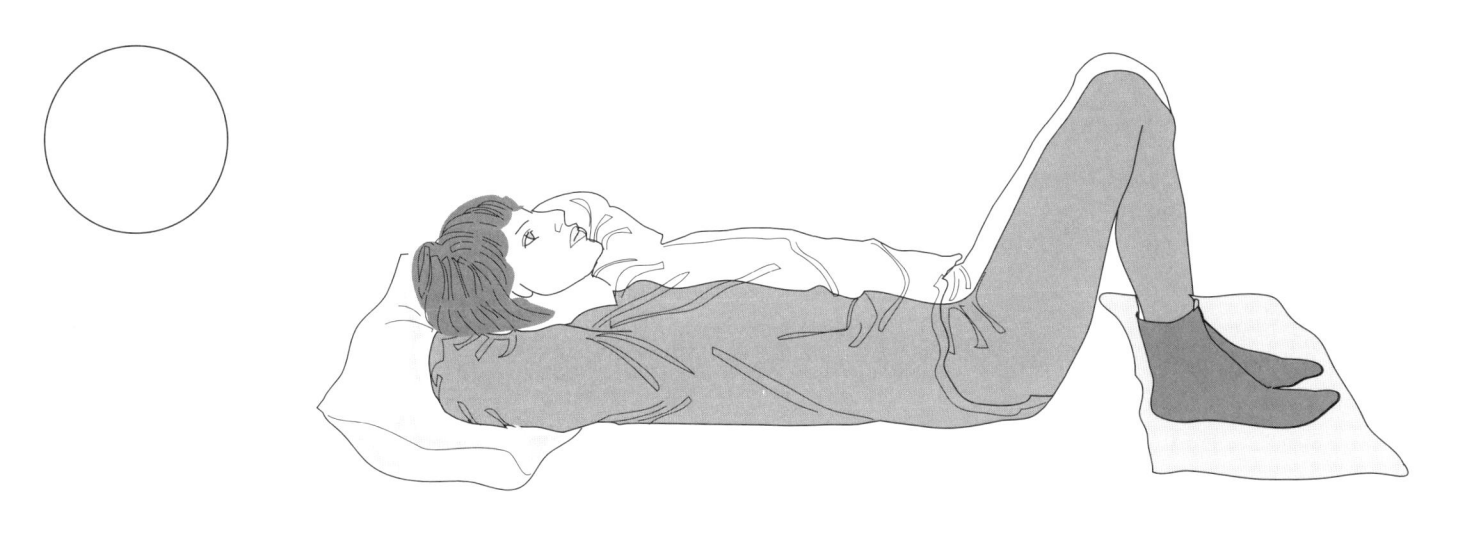

Hinweis:

------- Auf A5-Format falten -------

Notizen:

Abb. C/5 R *(Schulter)*

© Springer-Verlag Berlin Heidelberg 2000

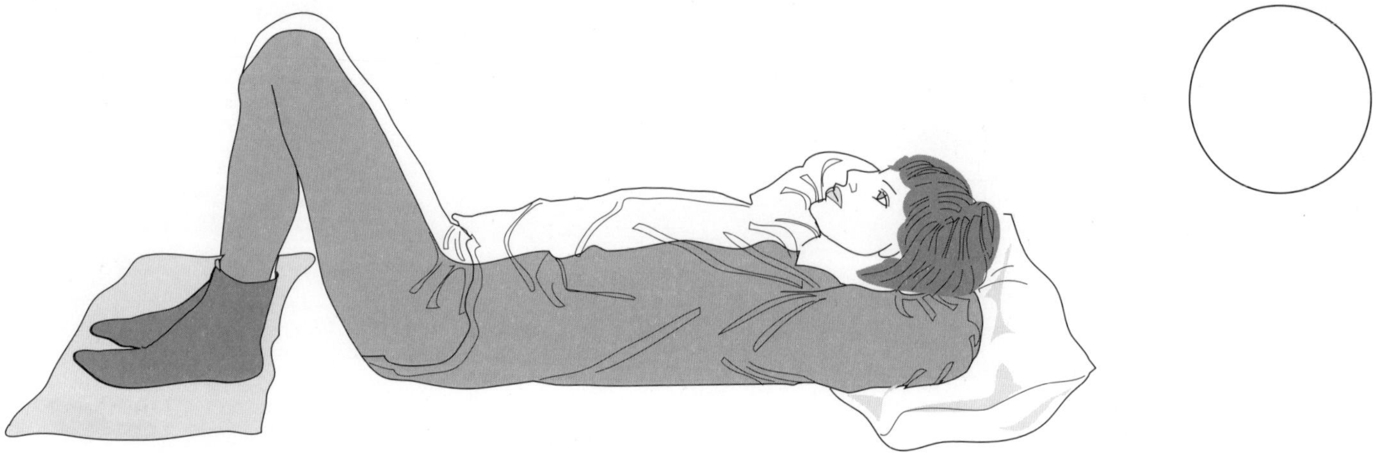

Hinweis:

------- Auf A5-Format falten -------

Notizen:

Abb. C/5 L *(Schulter)*

© Springer-Verlag Berlin Heidelberg 2000

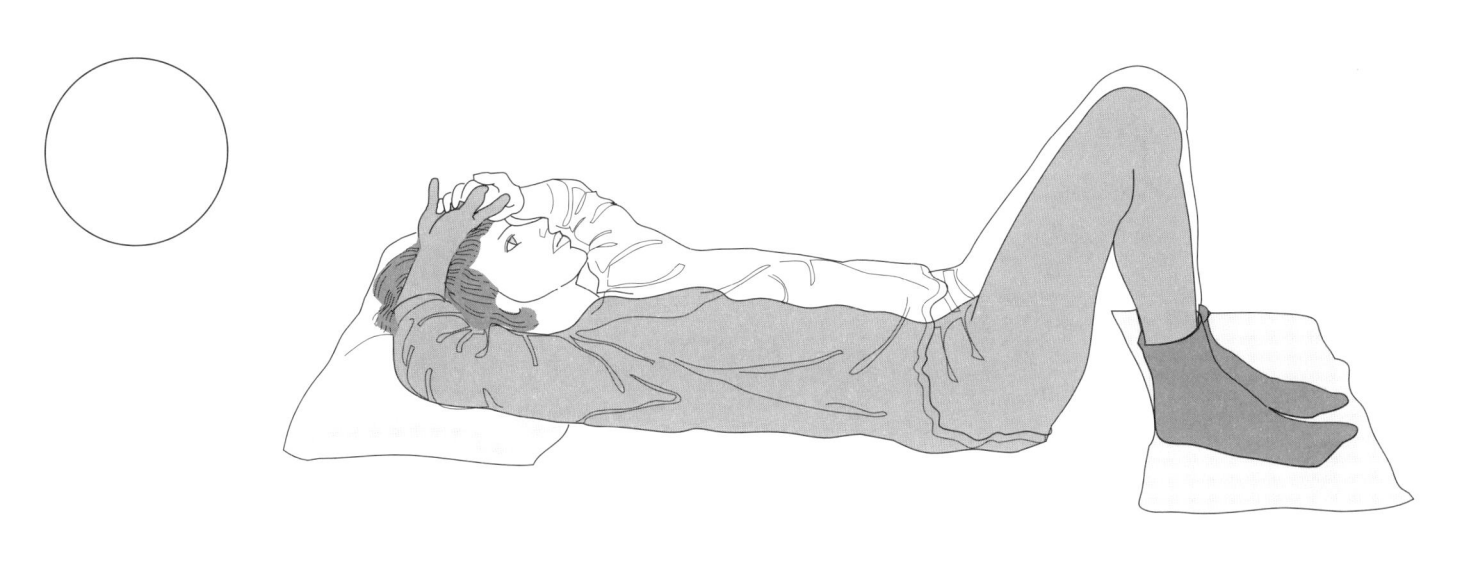

Hinweis:

------- Auf A5-Format falten -------

Notizen:

Abb. C/6 R *(Schulter)*

© Springer-Verlag Berlin Heidelberg 2000

Hinweis:

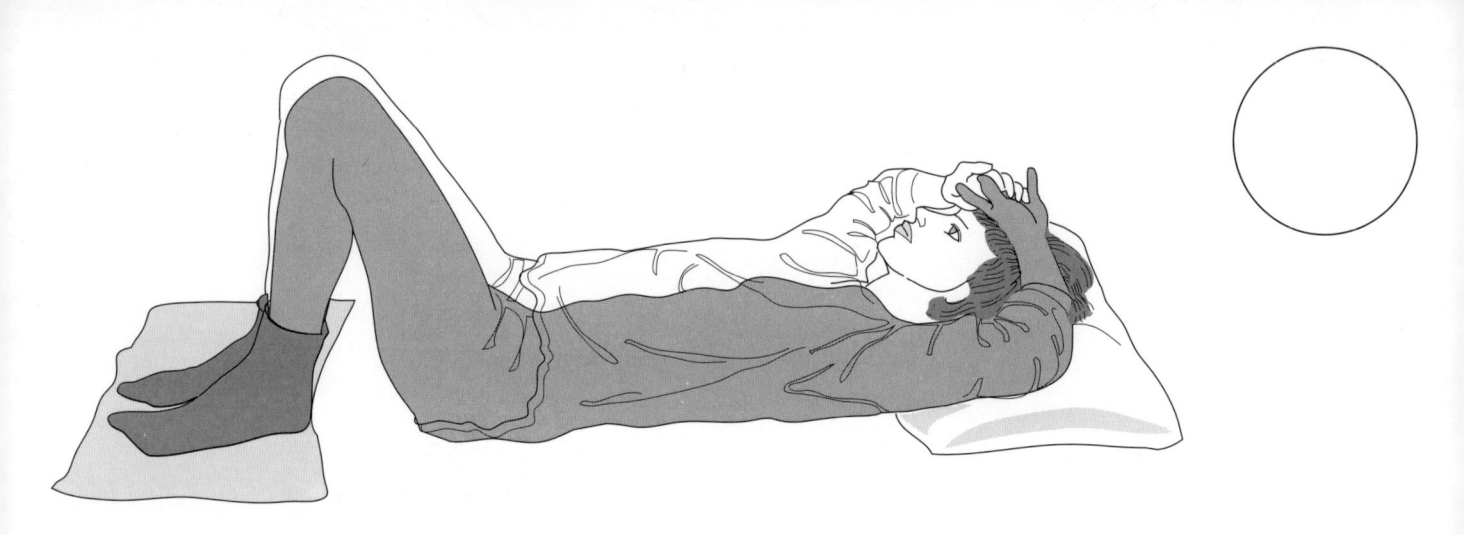

------- Auf A5-Format falten -------

Notizen:

Abb. C/6 L *(Schulter)*

© Springer-Verlag Berlin Heidelberg 2000

Hinweis:

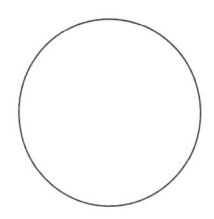

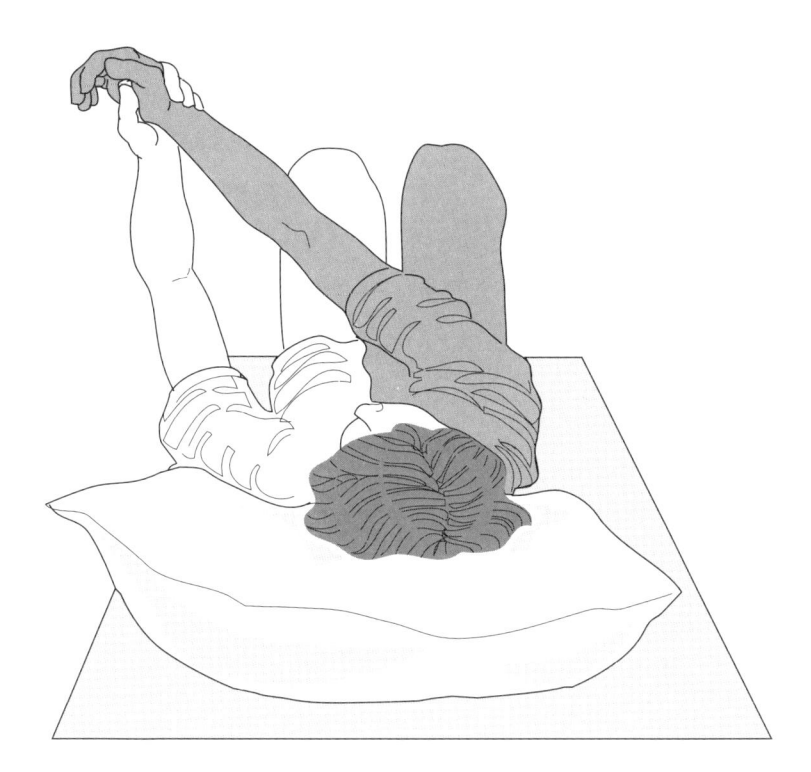

------------------------------ Auf A5-Format falten ------------------------------

Notizen:

Abb. C/7a R *(Schulter)*

© Springer-Verlag Berlin Heidelberg 2000

Hinweis:

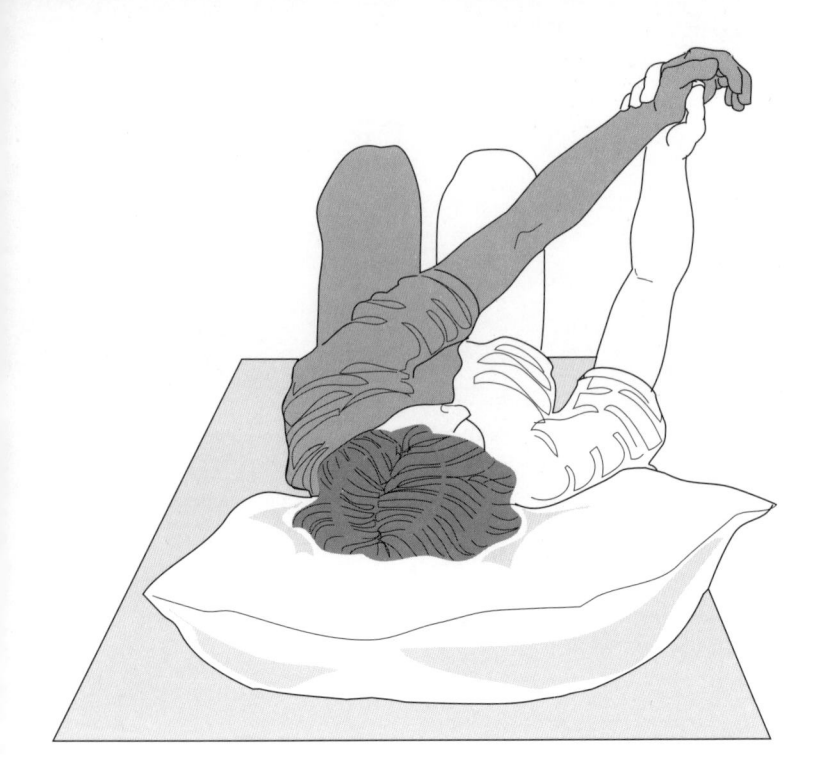

------- Auf A5-Format falten -------

Notizen:

Abb. C/7a L *(Schulter)*

© Springer-Verlag Berlin Heidelberg 2000

Hinweis:

------- Auf A5-Format falten -------

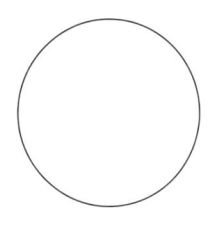

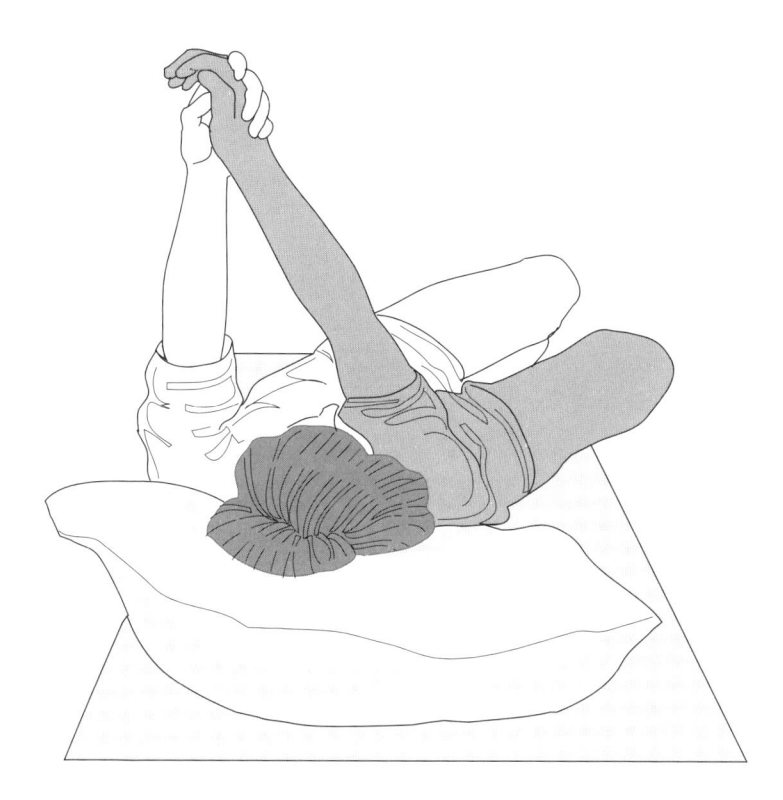

Notizen:

Abb. C/7b R *(Schulter)*

© Springer-Verlag Berlin Heidelberg 2000

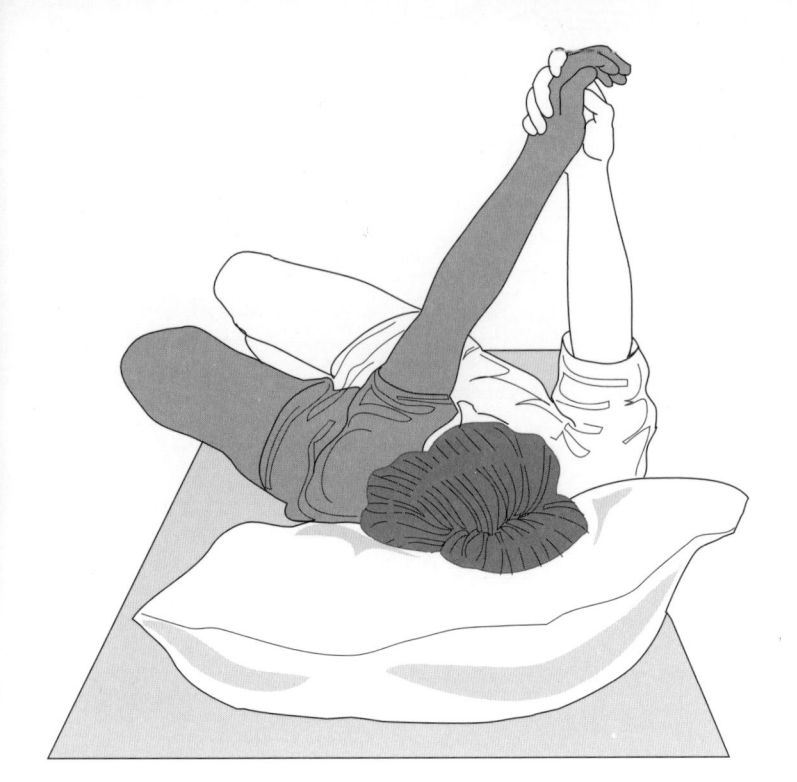

Hinweis:

------- Auf A5-Format falten -------

Notizen:

Abb. C/7b L *(Schulter)*

© Springer-Verlag Berlin Heidelberg 2000

Hinweis:

------------------------------ Auf A5-Format falten ------------------------------

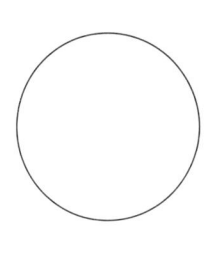

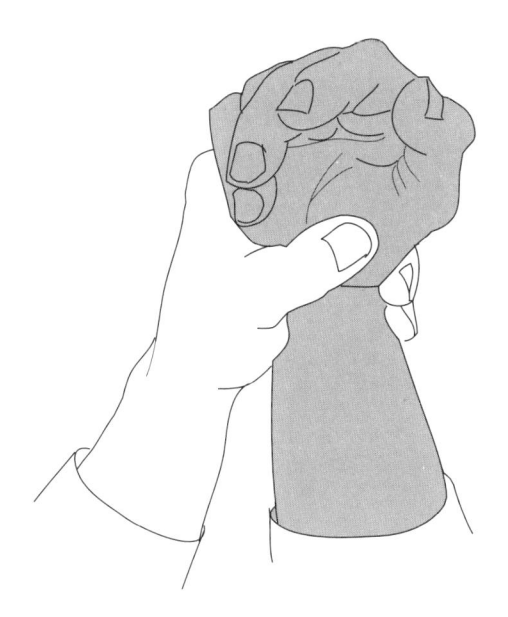

Notizen:

Abb. C/7c R *(Arm)*

© Springer-Verlag Berlin Heidelberg 2000

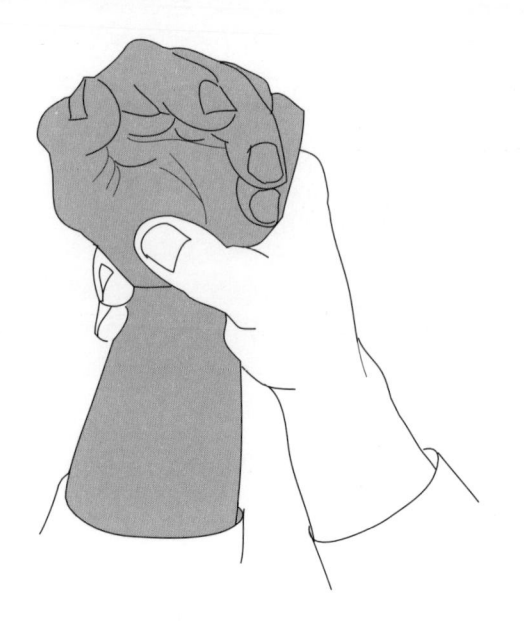

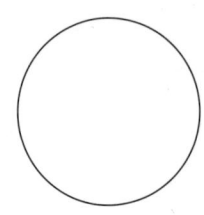

Hinweis:

------------------------------ Auf A5-Format falten ------------------------------

Notizen:

Abb. C/7c L *(Arm)*

© Springer-Verlag Berlin Heidelberg 2000

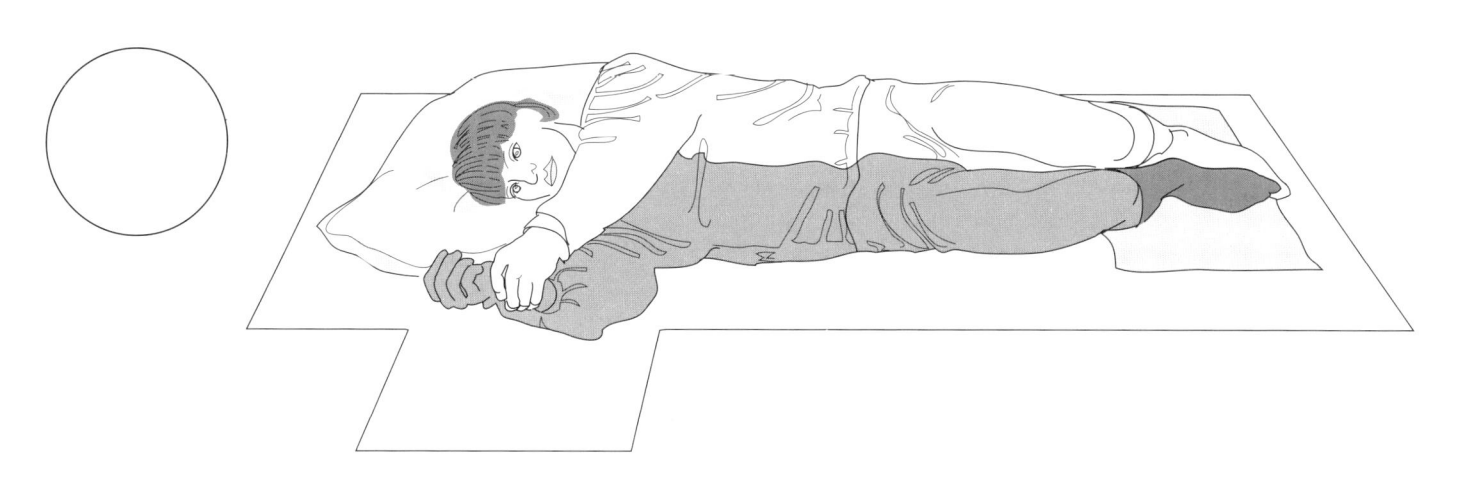

Hinweis:

------- Auf A5-Format falten -------

Notizen:

Abb. C/8 R *(Schulter)*

© Springer-Verlag Berlin Heidelberg 2000

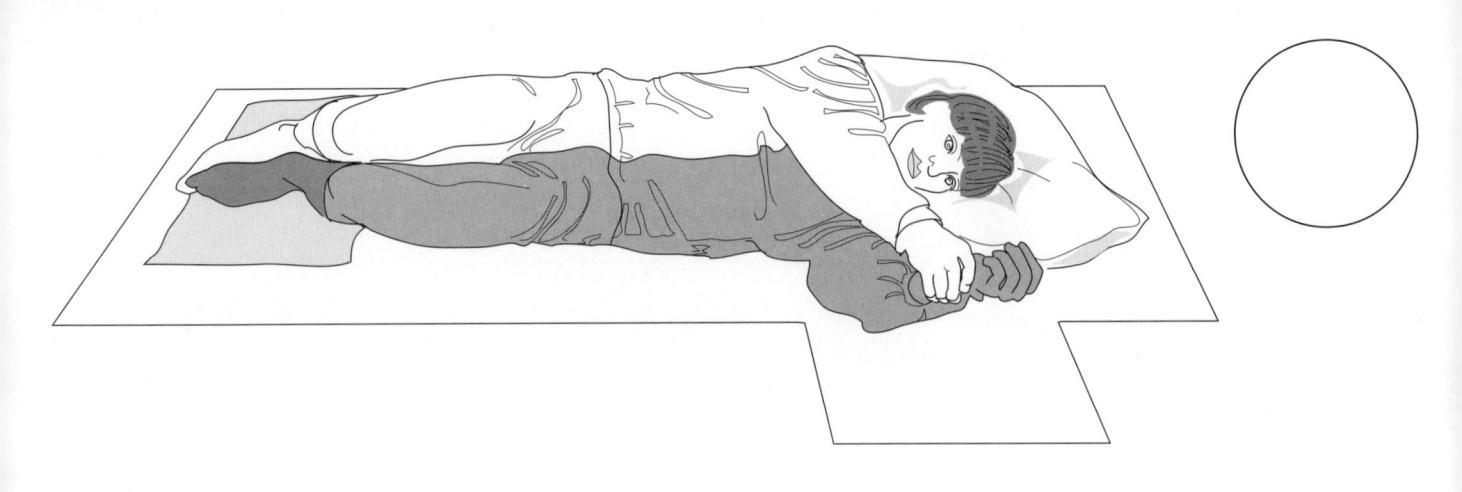

Hinweis:

------- Auf A5-Format falten -------

Notizen:

Abb. C/8 L *(Schulter)*

© Springer-Verlag Berlin Heidelberg 2000

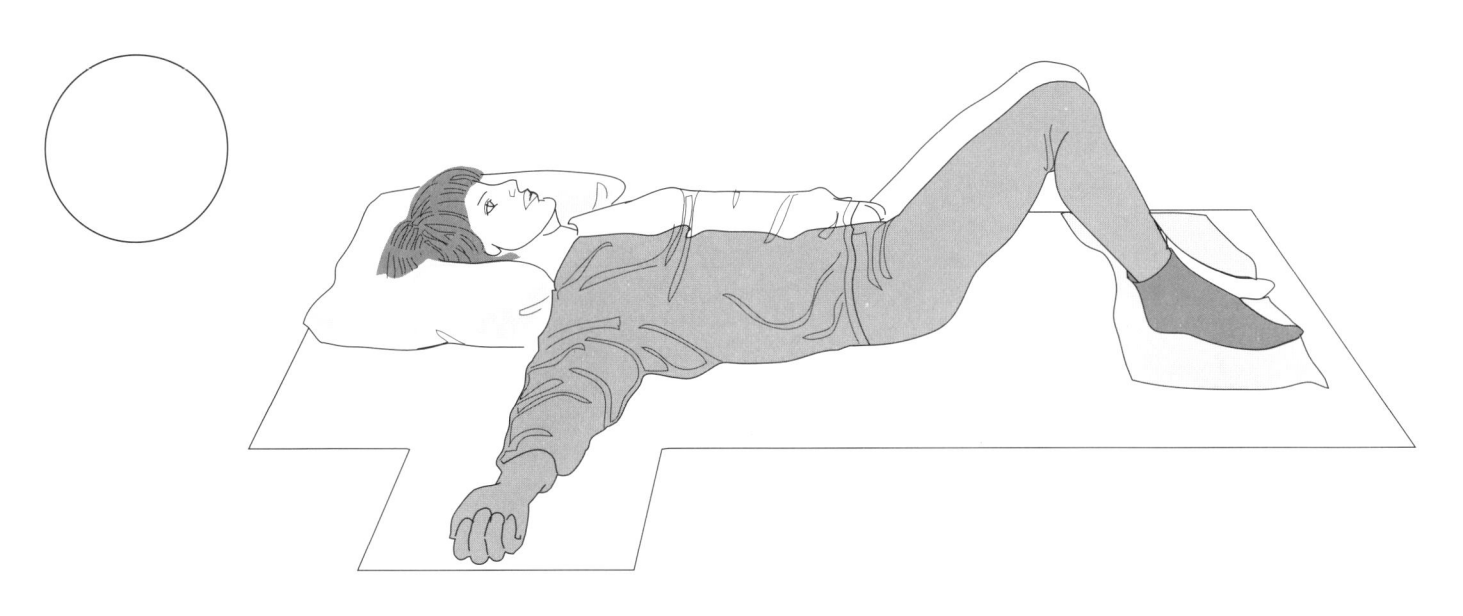

Hinweis:

------------------------------ Auf A5-Format falten ------------------------------

Notizen:

Abb. C/9 R *(Schulter)*

© Springer-Verlag Berlin Heidelberg 2000

Hinweis:

------- Auf A5-Format falten -------

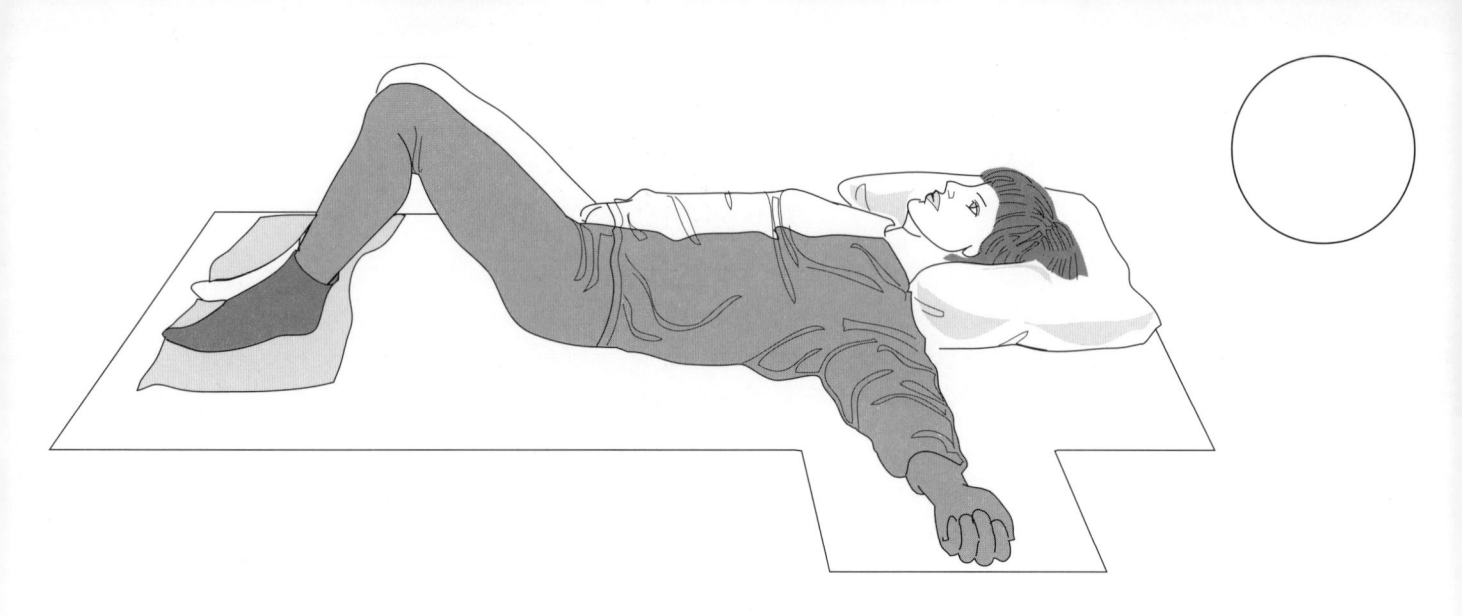

Notizen:

Abb. C/9 L *(Schulter)*

© Springer-Verlag Berlin Heidelberg 2000

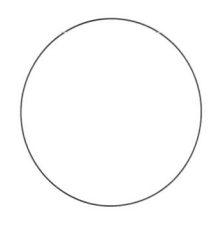

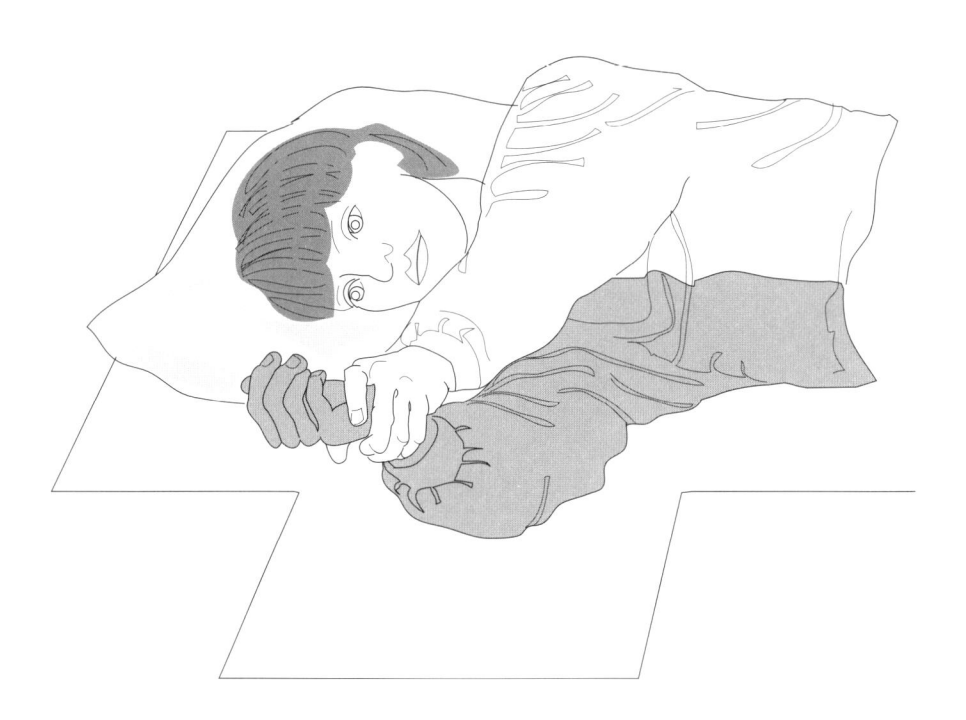

Hinweis:

------------------------------ Auf A5-Format falten ------------------------------

Notizen:

Abb. C/10 R *(Schulter)*

© Springer-Verlag Berlin Heidelberg 2000

Hinweis:

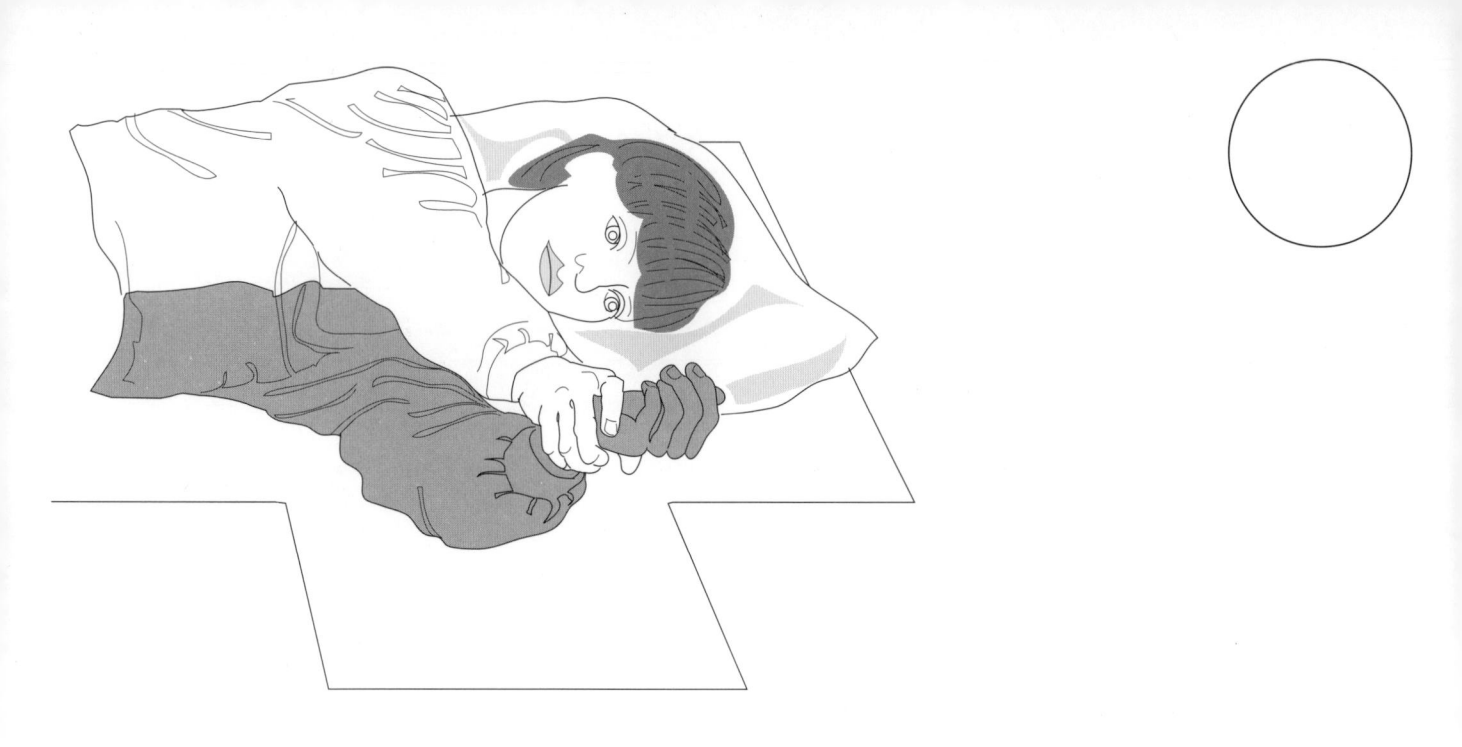

------- Auf A5-Format falten -------

Notizen:

Abb. C/10 L *(Schulter)*

© Springer-Verlag Berlin Heidelberg 2000

Hinweis:

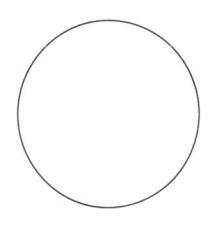

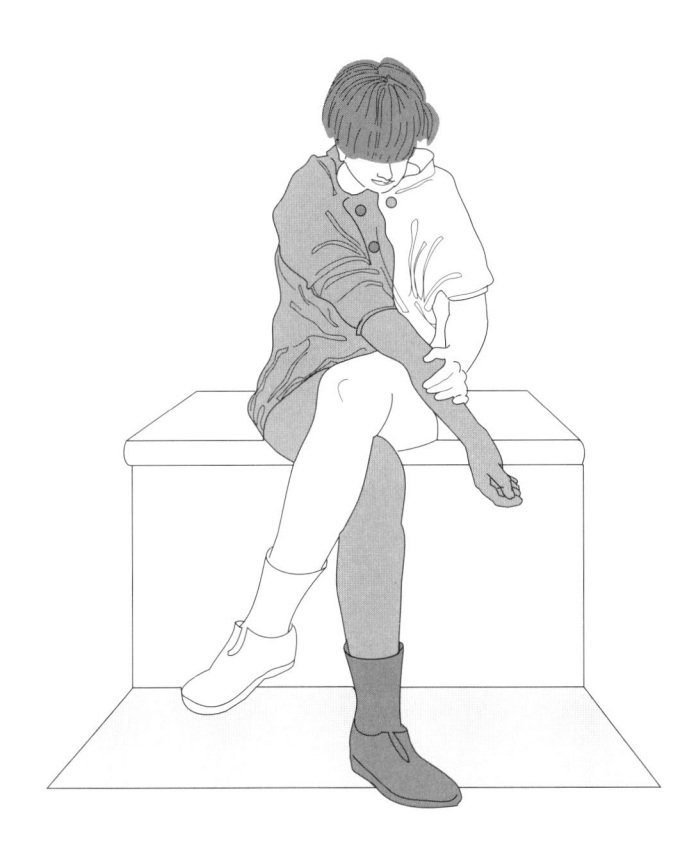

-------- Auf A5-Format falten --------

Notizen:

Abb. C/11a R *(Schulter, Rumpf, Arm)*

© Springer-Verlag Berlin Heidelberg 2000

Hinweis:

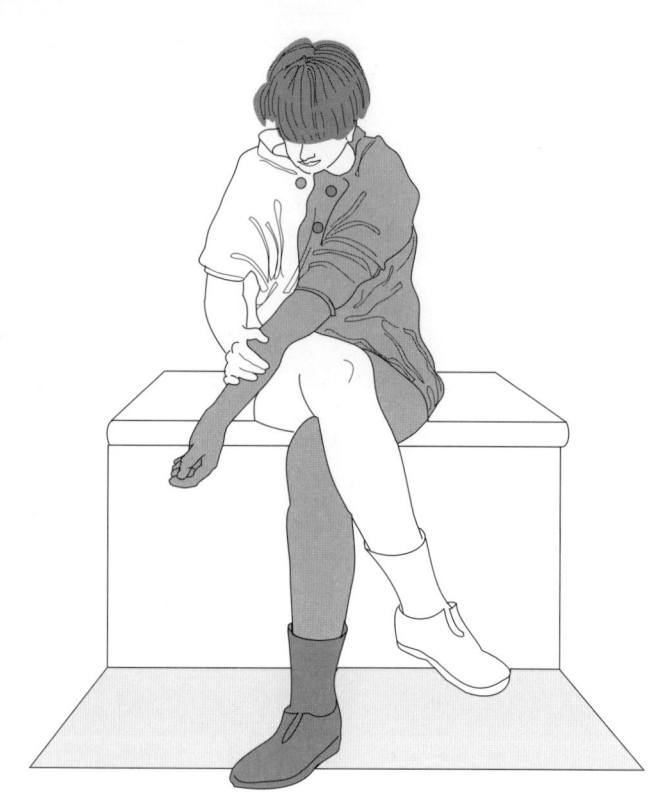

- Auf A5-Format falten -

Notizen:

Abb. C/11a L *(Schulter, Rumpf, Arm)*

© Springer-Verlag Berlin Heidelberg 2000

Hinweis:

– Auf A5-Format falten –

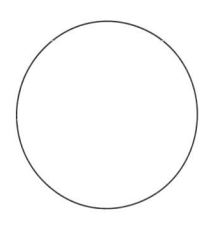

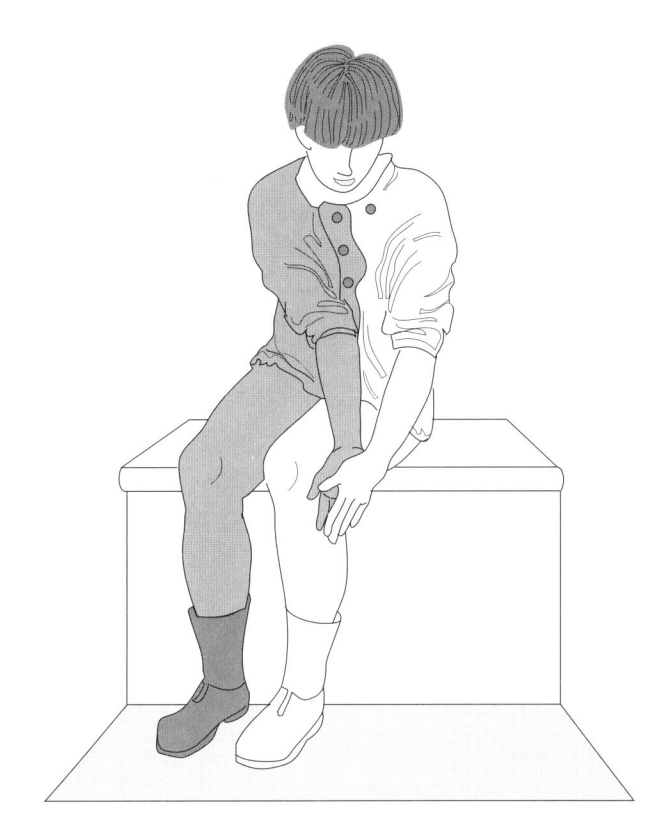

Notizen:

Abb. C/11b R *(Arm, Hand)*

© Springer-Verlag Berlin Heidelberg 2000

Hinweis:

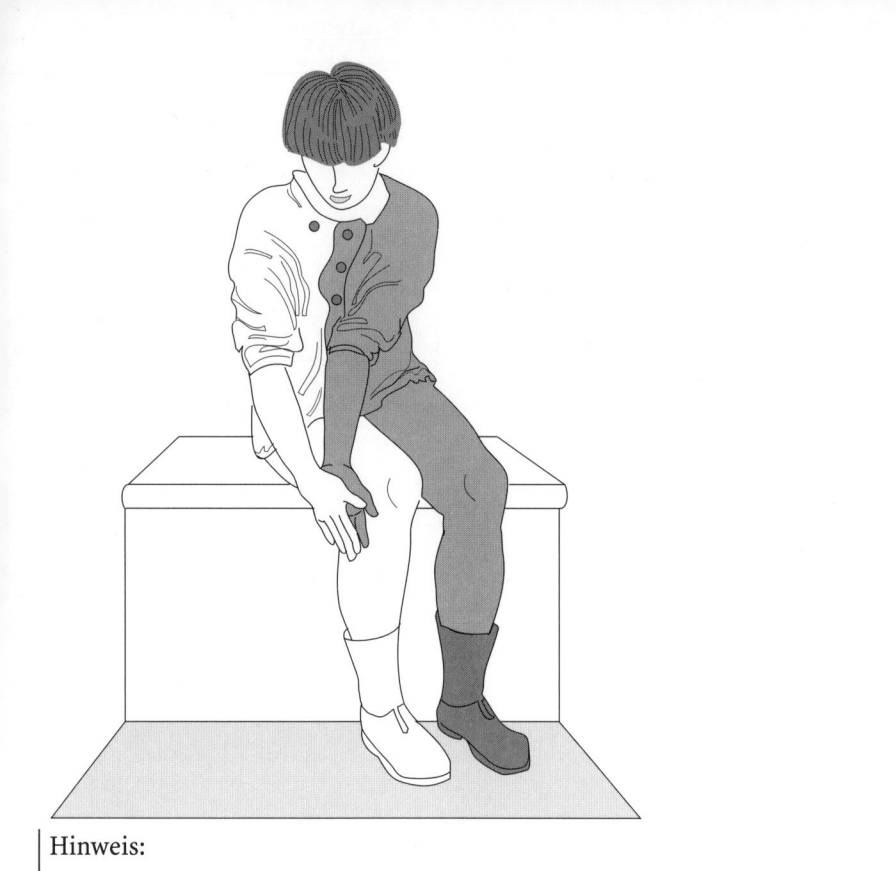

------- Auf A5-Format falten -------

Notizen:

Abb. C/11b L *(Arm, Hand)*

© Springer-Verlag Berlin Heidelberg 2000

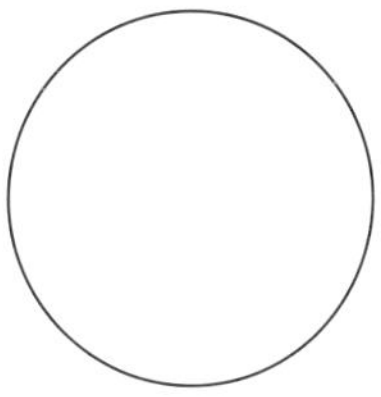

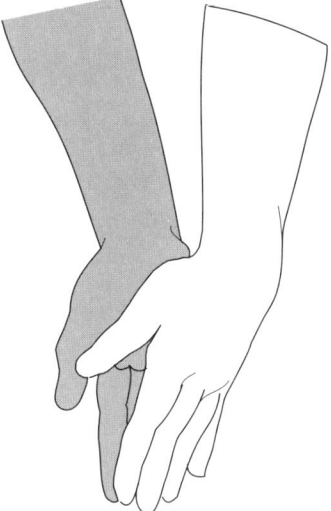

Hinweis:

------------------------------ Auf A5-Format falten ------------------------------

Notizen:

Abb. C/11c R *(Hand)*

© Springer-Verlag Berlin Heidelberg 2000

Hinweis:

---------- Auf A5-Format falten ----------

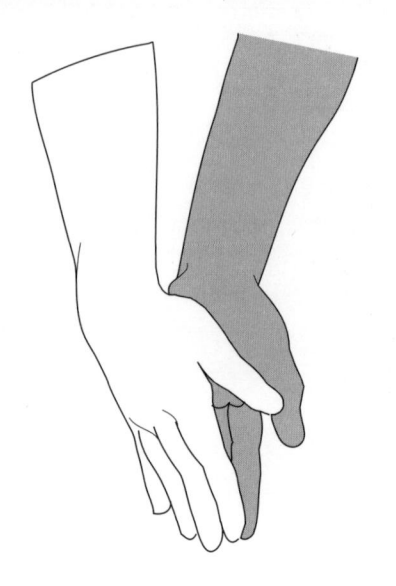

Notizen:

Abb. C/11c L *(Hand)*

© Springer-Verlag Berlin Heidelberg 2000

Hinweis:

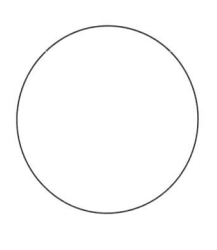

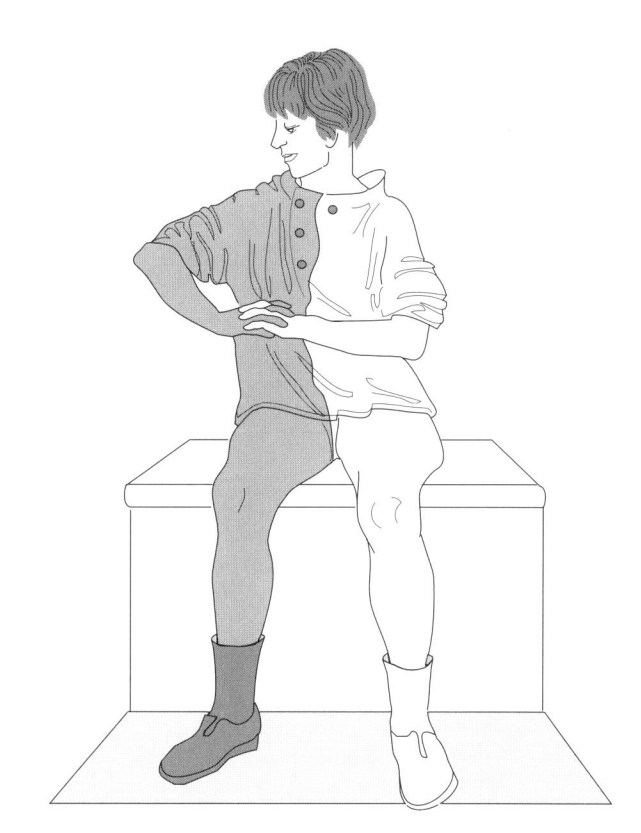

---------- Auf A5-Format falten ----------

Notizen:

Abb. C/12 R *(Hand)*

© Springer-Verlag Berlin Heidelberg 2000

Hinweis:

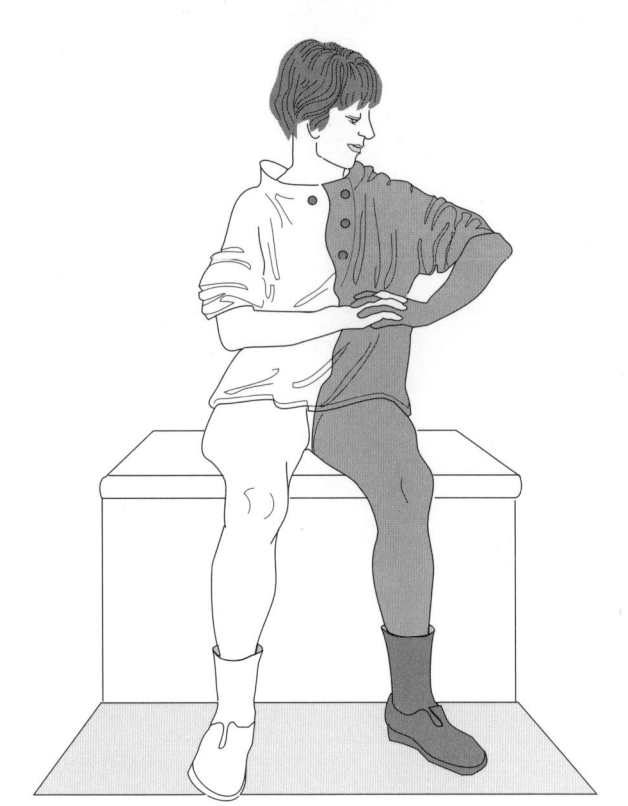

------------------------------ Auf A5-Format falten ------------------------------

Notizen:

Abb. C/12 L *(Hand)*

© Springer-Verlag Berlin Heidelberg 2000

Hinweis:

------- Auf A5-Format falten -------

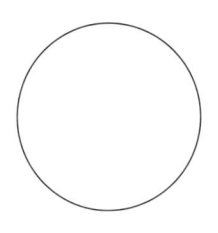

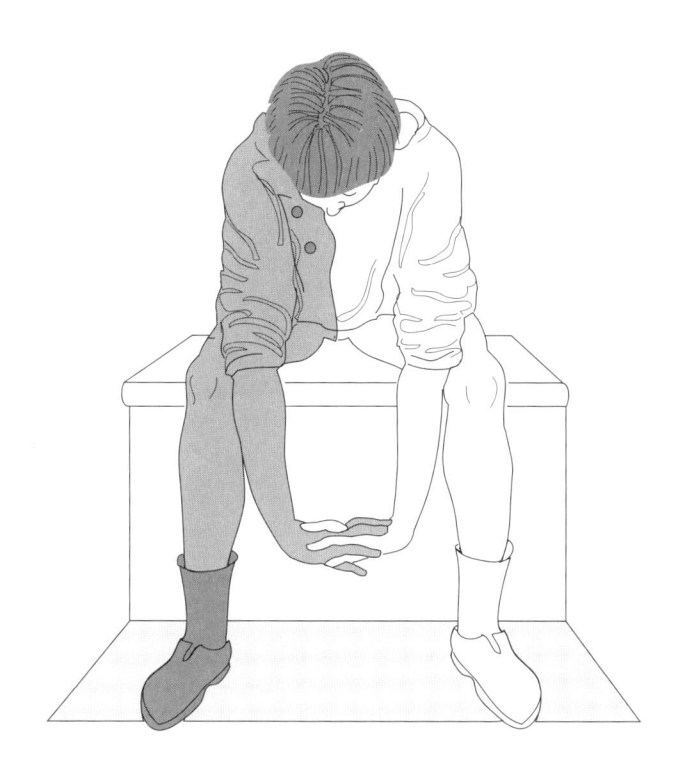

Notizen:

Abb. C/13 R *(Arm, Hand)*

© Springer-Verlag Berlin Heidelberg 2000

Hinweis:

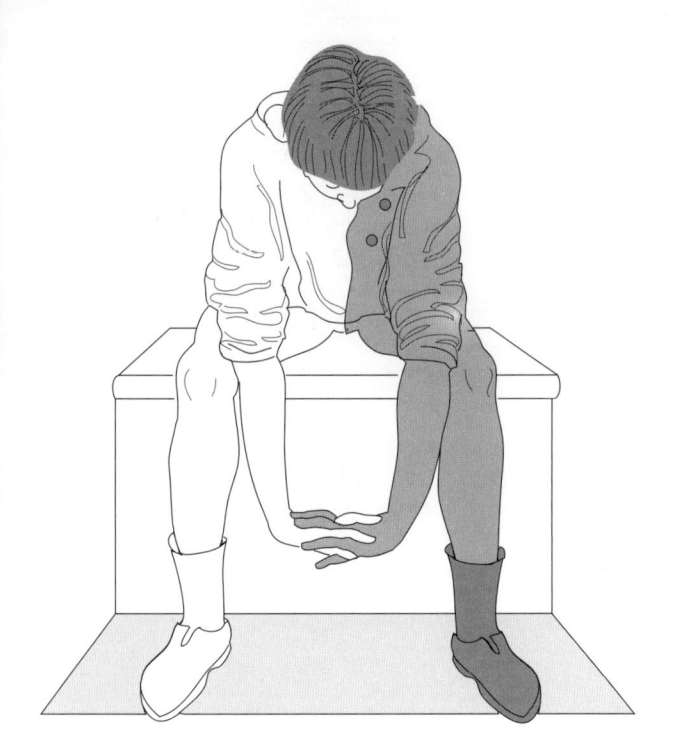

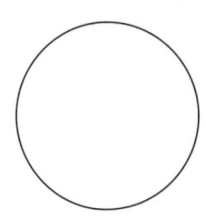

- Auf A5-Format falten -

Notizen:

Abb. C/13 L *(Arm, Hand)*

© Springer-Verlag Berlin Heidelberg 2000

Hinweis:

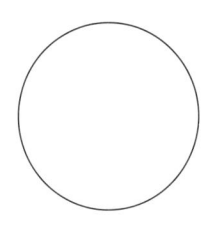

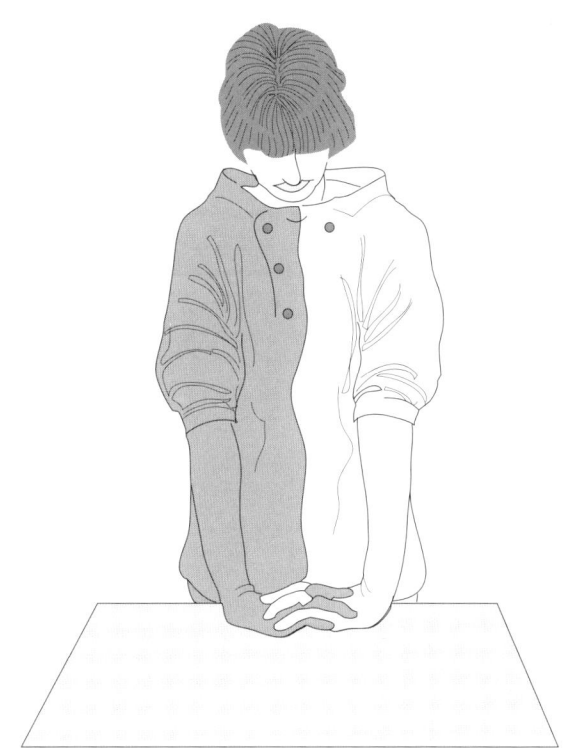

------- Auf A5-Format falten -------

Notizen:

Abb. C/14 R *(Arm, Hand)*

© Springer-Verlag Berlin Heidelberg 2000

Hinweis:

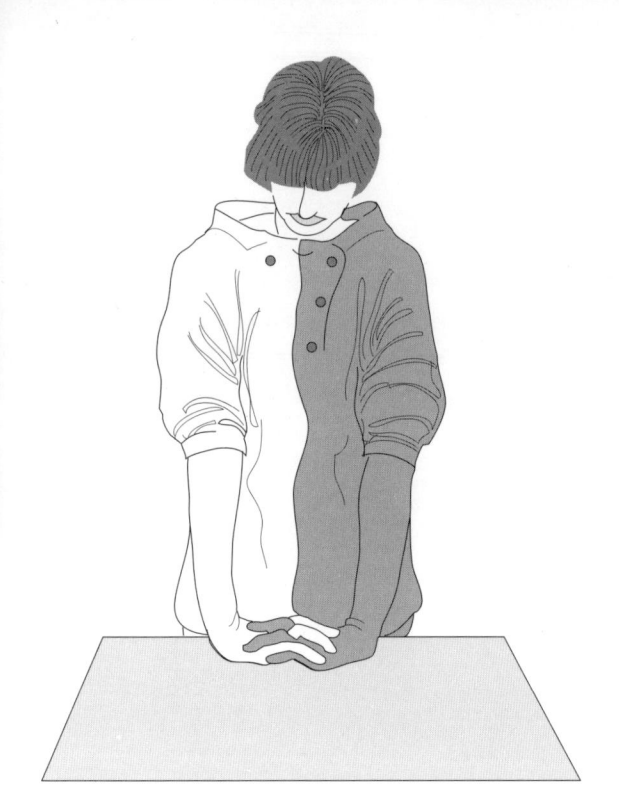

------------------------------ Auf A5-Format falten ------------------------------

Notizen:

Abb. C/14 L *(Arm, Hand)*

© Springer-Verlag Berlin Heidelberg 2000

Hinweis:

- Auf A5-Format falten -

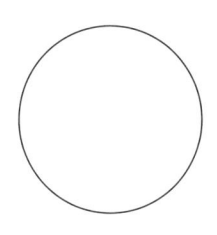

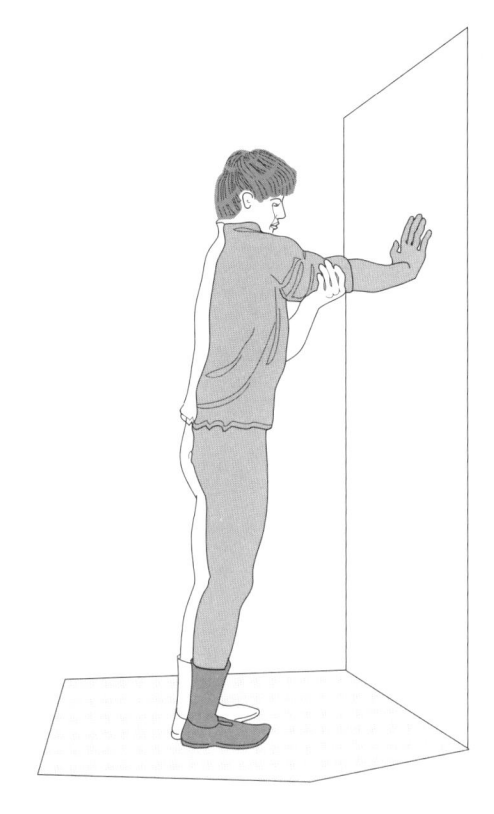

Notizen:

Abb. C/15a R *(Arm, Hand)*

© Springer-Verlag Berlin Heidelberg 2000

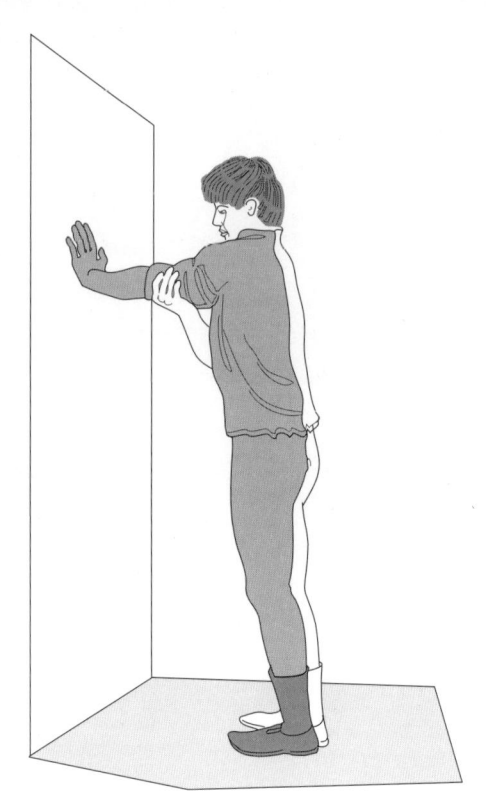

Hinweis:

------------------------------ Auf A5-Format falten ------------------------------

Notizen:

Abb. C/15a L *(Arm, Hand)*

© Springer-Verlag Berlin Heidelberg 2000

Hinweis:

------- Auf A5-Format falten -------

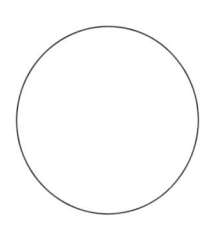

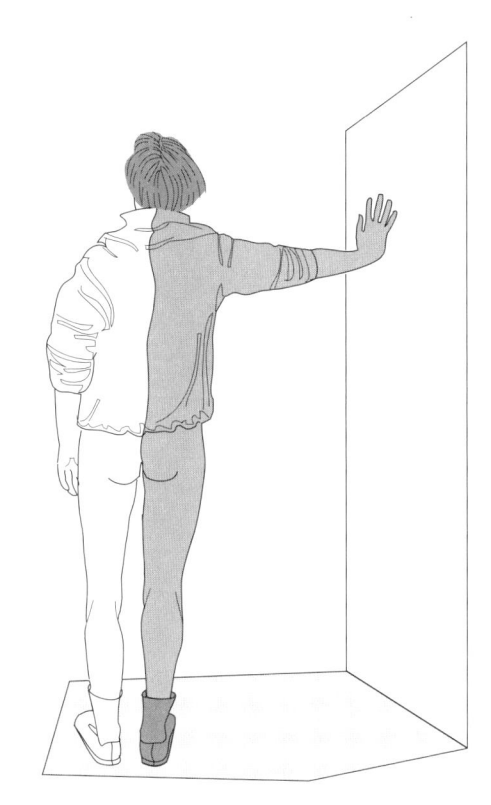

Notizen:

Abb. C/15b R *(Arm, Hand)*

© Springer-Verlag Berlin Heidelberg 2000

Hinweis:

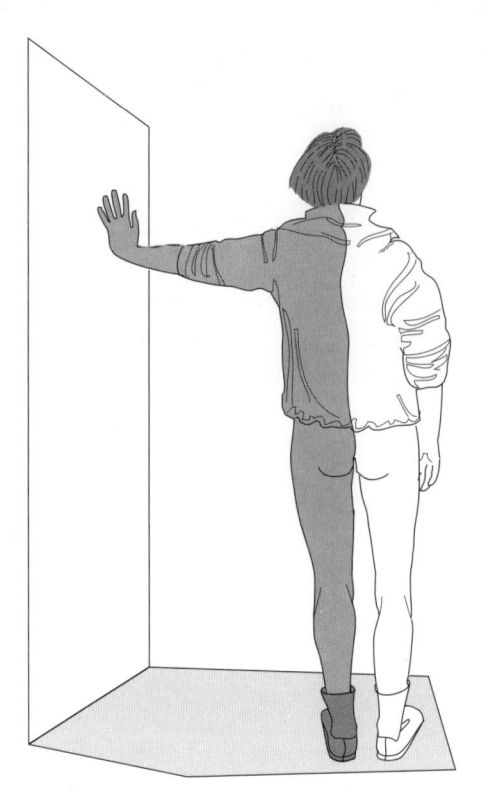

- Auf A5-Format falten -

Notizen:

Abb. C/15b L *(Arm, Hand)*

© Springer-Verlag Berlin Heidelberg 2000

Hinweis:

- Auf A5-Format falten -

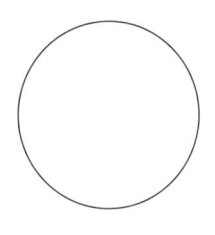

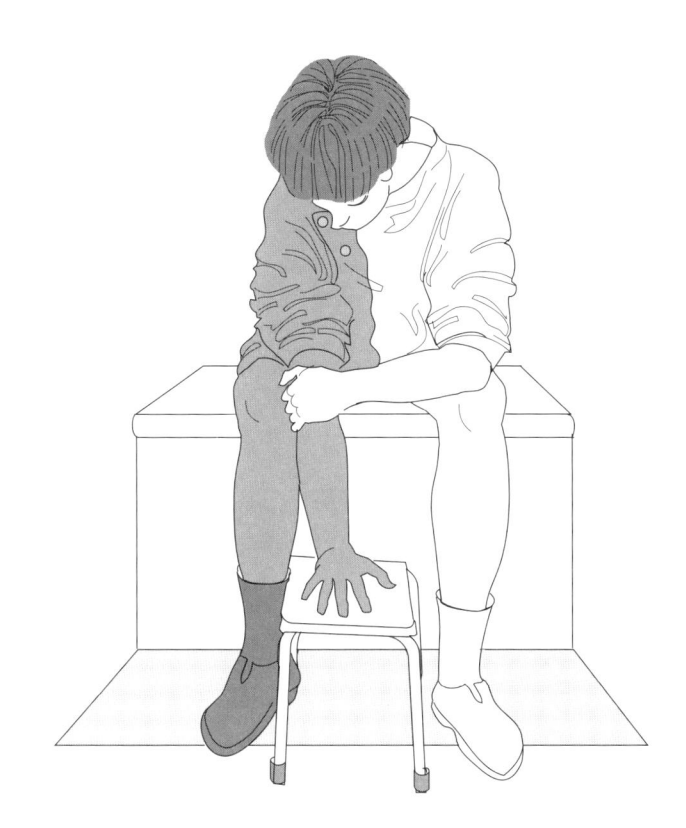

Notizen:

Abb. C/16 R *(Arm, Hand)*

© Springer-Verlag Berlin Heidelberg 2000

Hinweis:

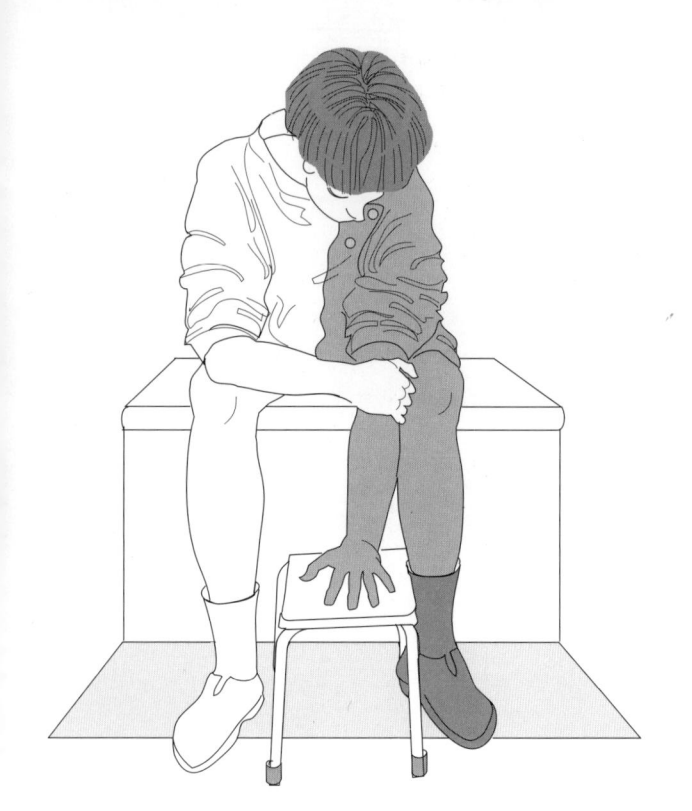

------- Auf A5-Format falten -------

Notizen:

Abb. C/16 L *(Arm, Hand)*

© Springer-Verlag Berlin Heidelberg 2000

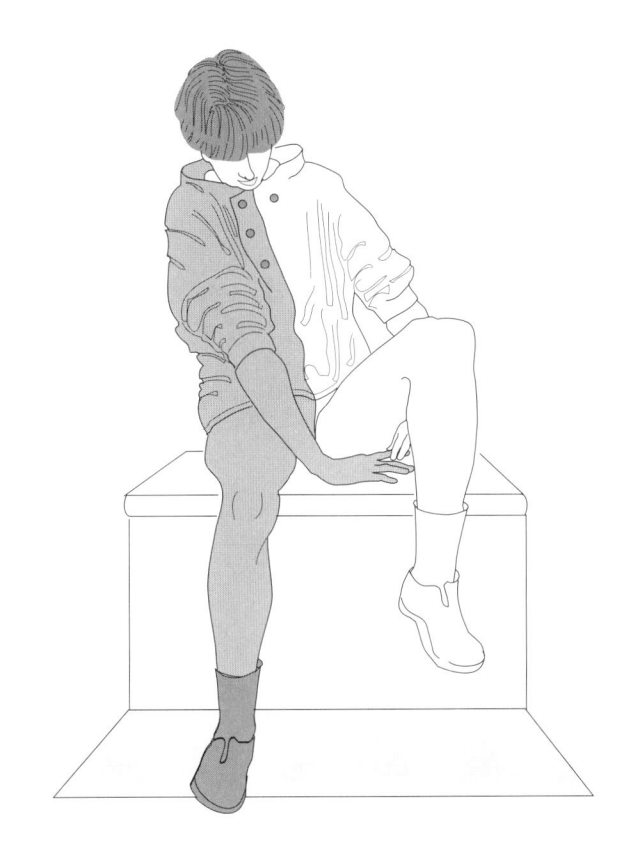

Hinweis:

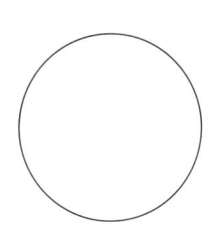

------- Auf A5-Format falten -------

Notizen:

Abb. C/17a R *(Arm, Hand)*

© Springer-Verlag Berlin Heidelberg 2000

Hinweis:

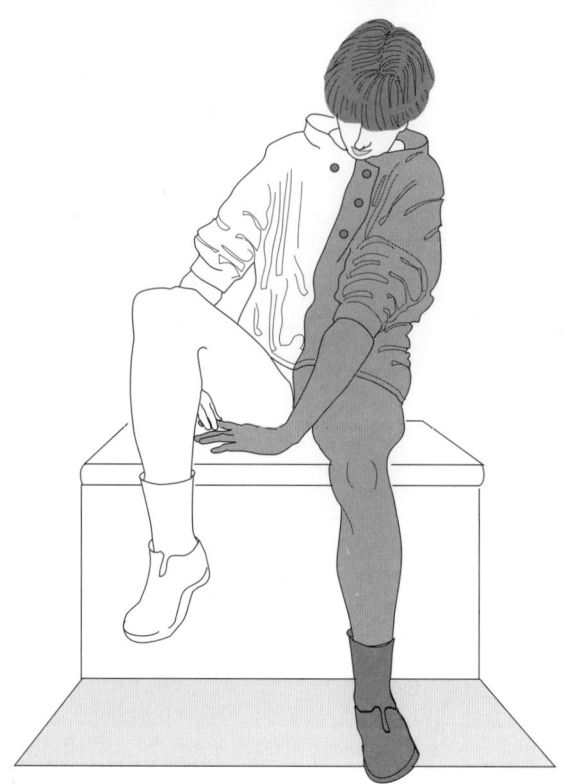

------- Auf A5-Format falten -------

Notizen:

Abb. C/17a L *(Arm, Hand)*

© Springer-Verlag Berlin Heidelberg 2000

Hinweis:

------------------------------ Auf A5-Format falten ------------------------------

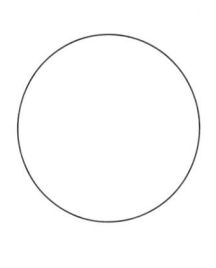

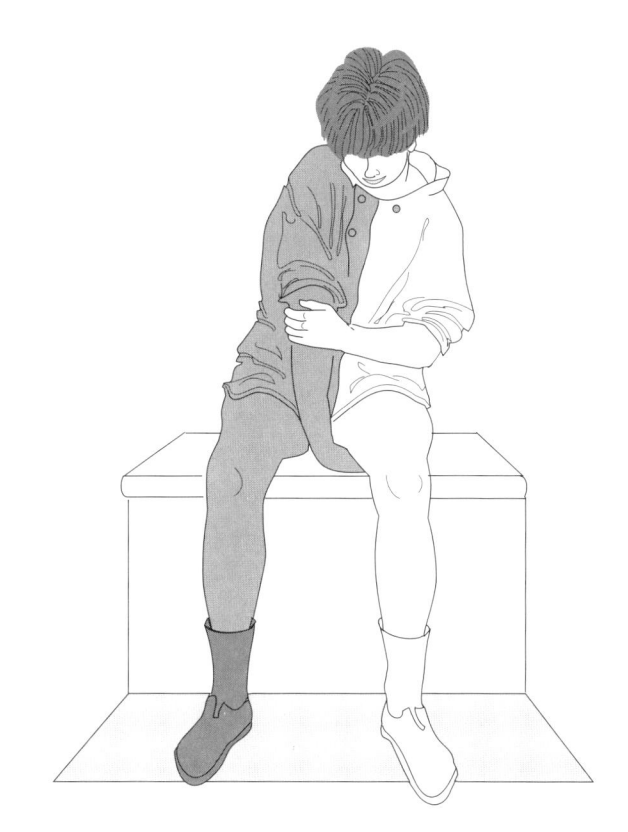

Notizen:

Abb. C/17b R *(Arm, Hand)*

© Springer-Verlag Berlin Heidelberg 2000

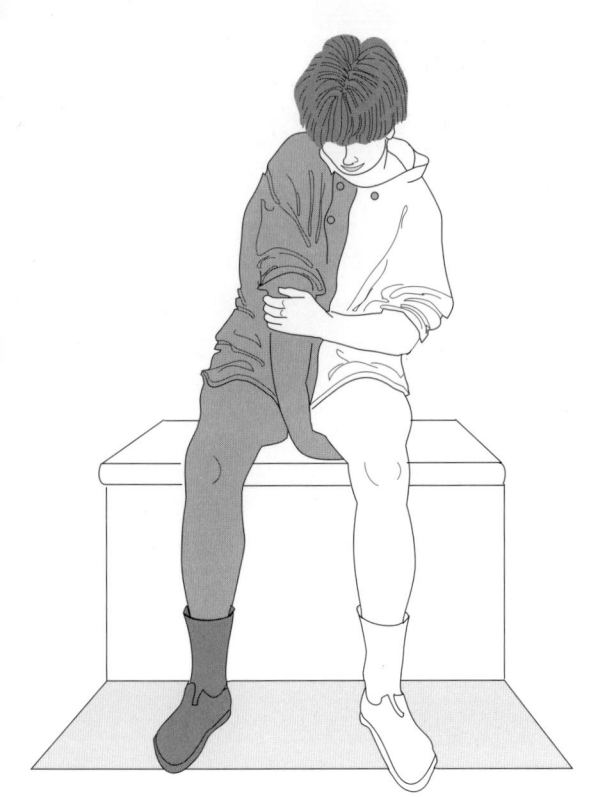

Hinweis:

------- Auf A5-Format falten -------

Notizen:

Abb. C/17b L *(Arm, Hand)*

© Springer-Verlag Berlin Heidelberg 2000

Hinweis:

-- Auf A5-Format falten --

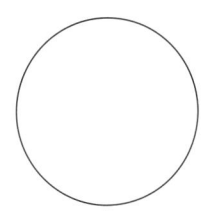

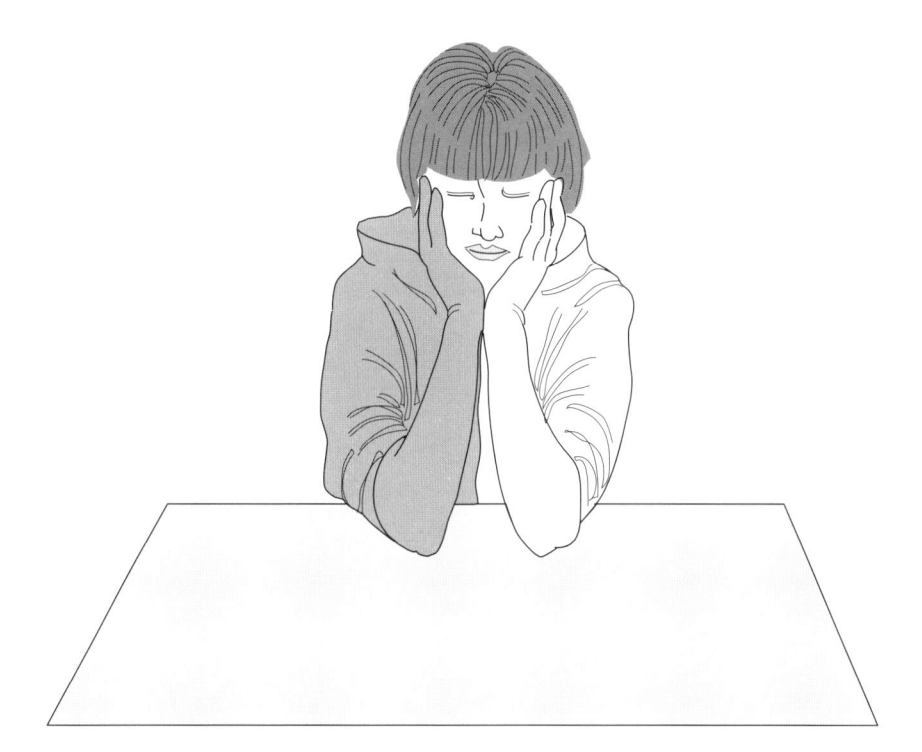

Notizen:

Abb. C/18a R *(Arm, Hand)*

© Springer-Verlag Berlin Heidelberg 2000

Hinweis:

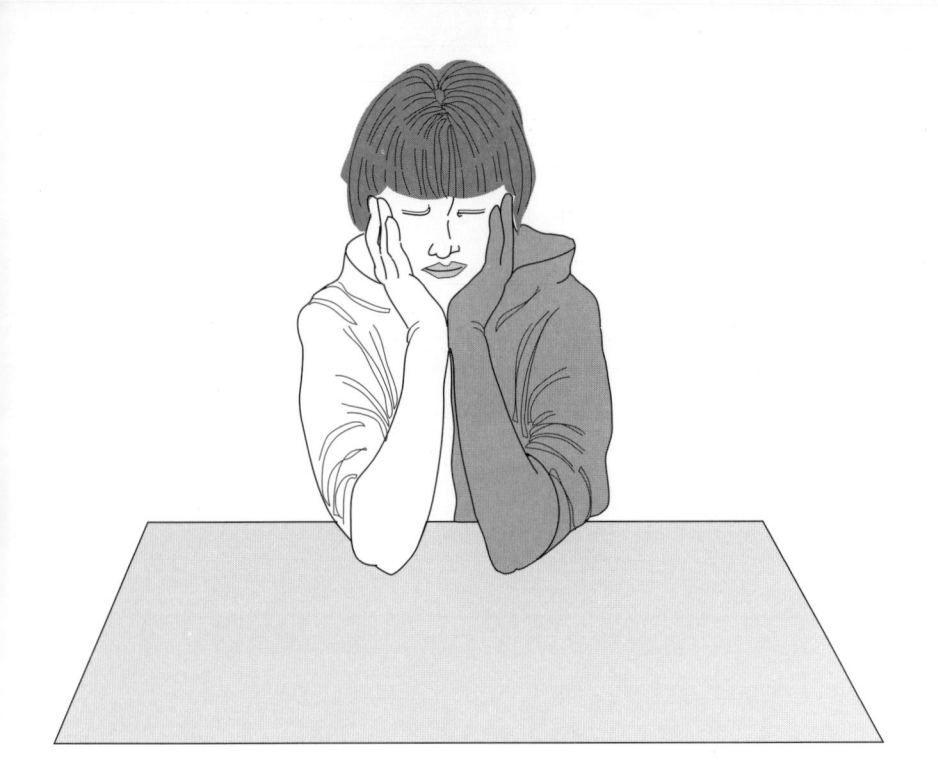

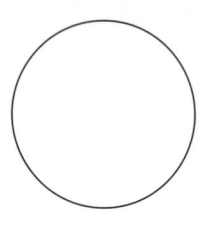

- Auf A5-Format falten -

Notizen:

Abb. C/18a L *(Arm, Hand)*

© Springer-Verlag Berlin Heidelberg 2000

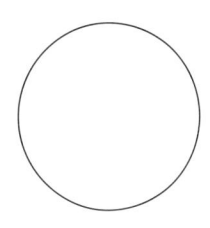

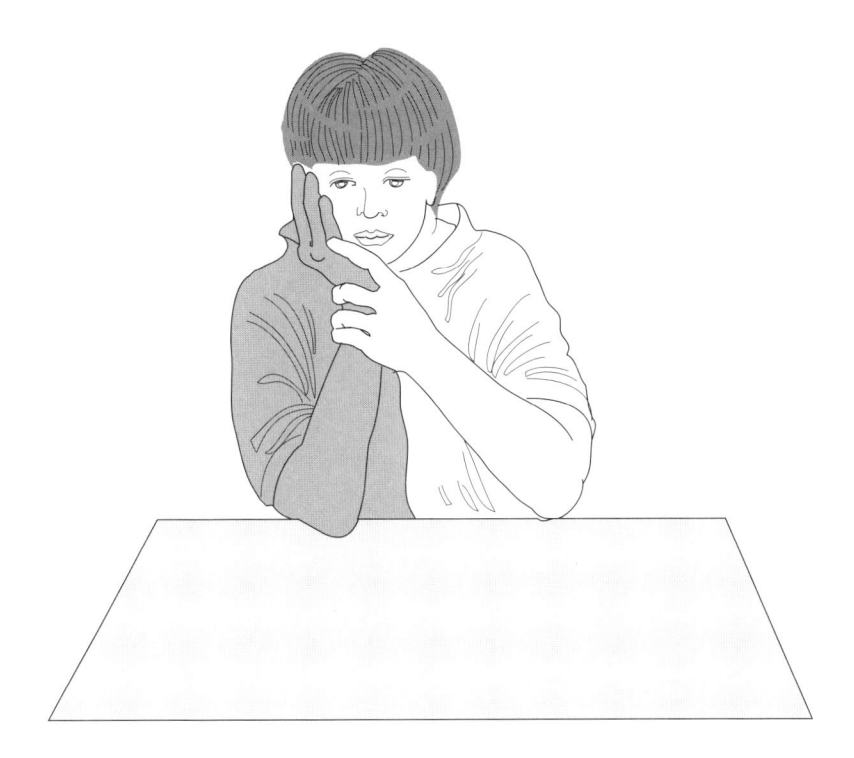

Hinweis:

------- Auf A5-Format falten -------

Notizen:

Abb. C/18b R *(Arm, Hand)*

© Springer-Verlag Berlin Heidelberg 2000

Hinweis:

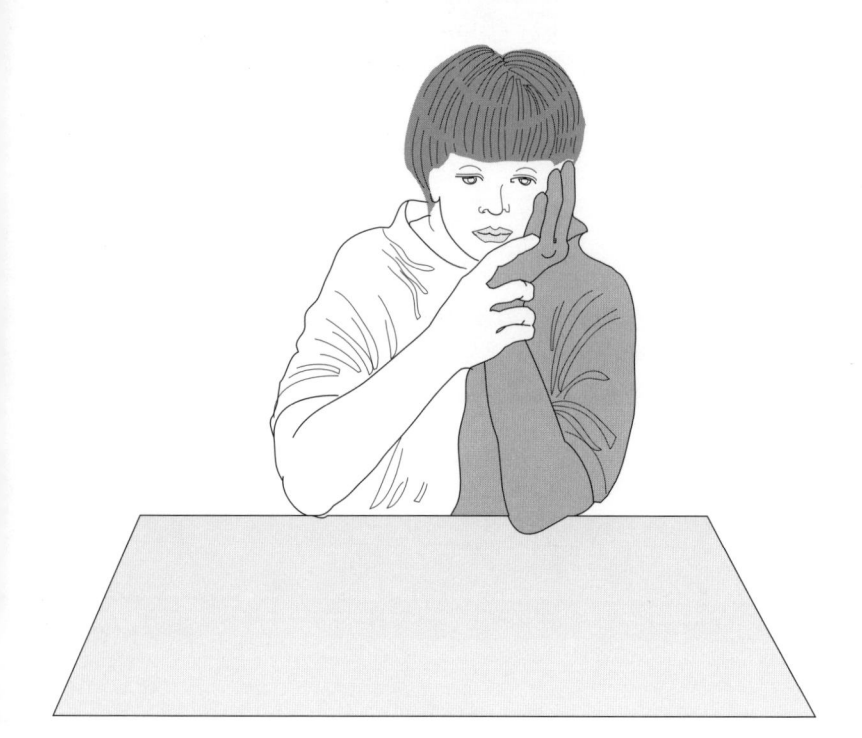

------- Auf A5-Format falten -------

Notizen:

Abb. C/18b L *(Arm, Hand)*

© Springer-Verlag Berlin Heidelberg 2000

Hinweis:

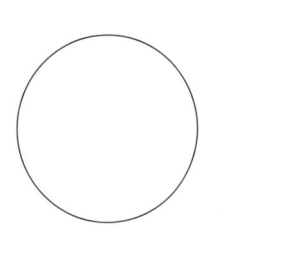

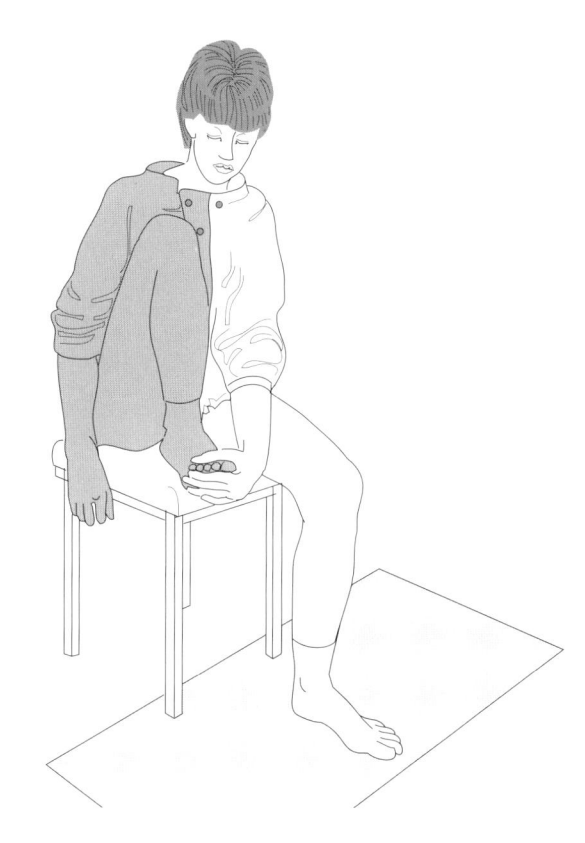

------- Auf A5-Format falten -------

Notizen:

Abb. D/1 R *(Bein, Fuß)*

© Springer-Verlag Berlin Heidelberg 2000

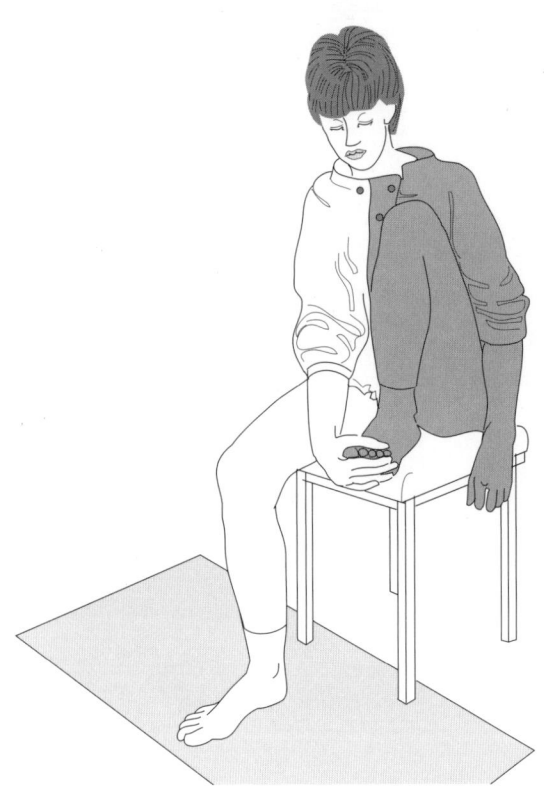

Hinweis:

------------------------------ Auf A5-Format falten ------------------------------

Notizen:

Abb. D/1 L *(Bein, Fuß)*

© Springer-Verlag Berlin Heidelberg 2000

Hinweis:

―――――――――――――――――――― Auf A5-Format falten ――――――――――――――――――――

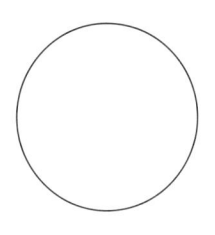

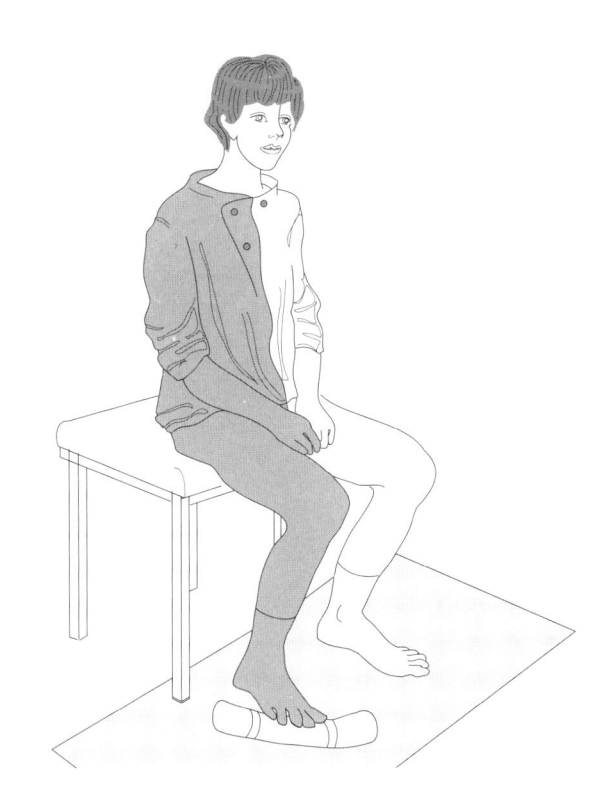

Notizen:

Abb. D/2 R *(Wade, Fuß)*

© Springer-Verlag Berlin Heidelberg 2000

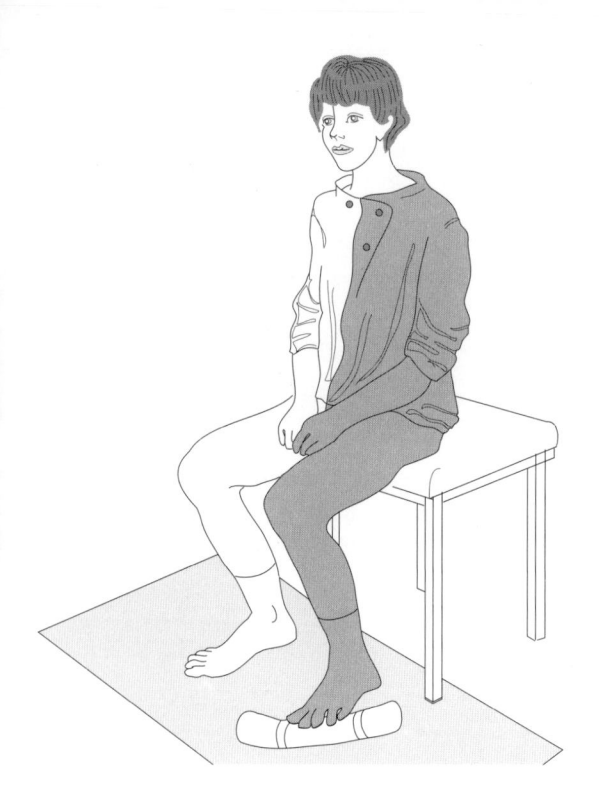

Hinweis:

------------------------------ Auf A5-Format falten ------------------------------

Notizen:

Abb. D/2 L *(Wade, Fuß)*

© Springer-Verlag Berlin Heidelberg 2000

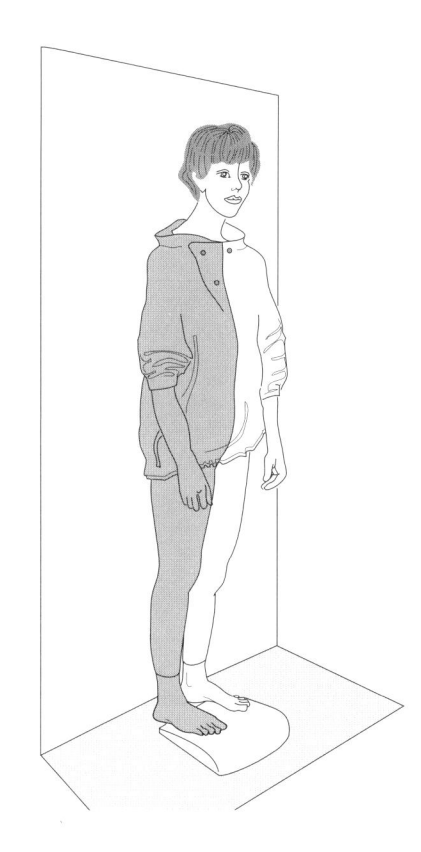

Hinweis:

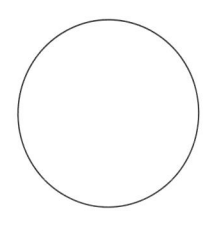

------------------------------- Auf A5-Format falten -------------------------------

Notizen:

Abb. D/3 R *(Wade, Fuß)*

© Springer-Verlag Berlin Heidelberg 2000

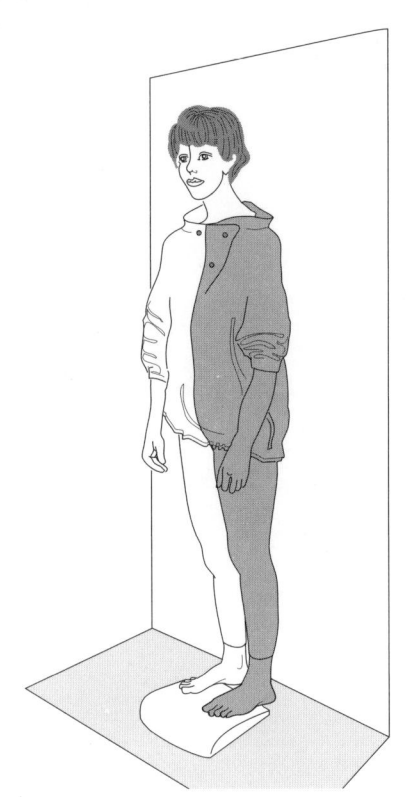

Hinweis:

------------------------------ Auf A5-Format falten ------------------------------

Notizen:

Abb. D/3 L *(Wade, Fuß)*

© Springer-Verlag Berlin Heidelberg 2000

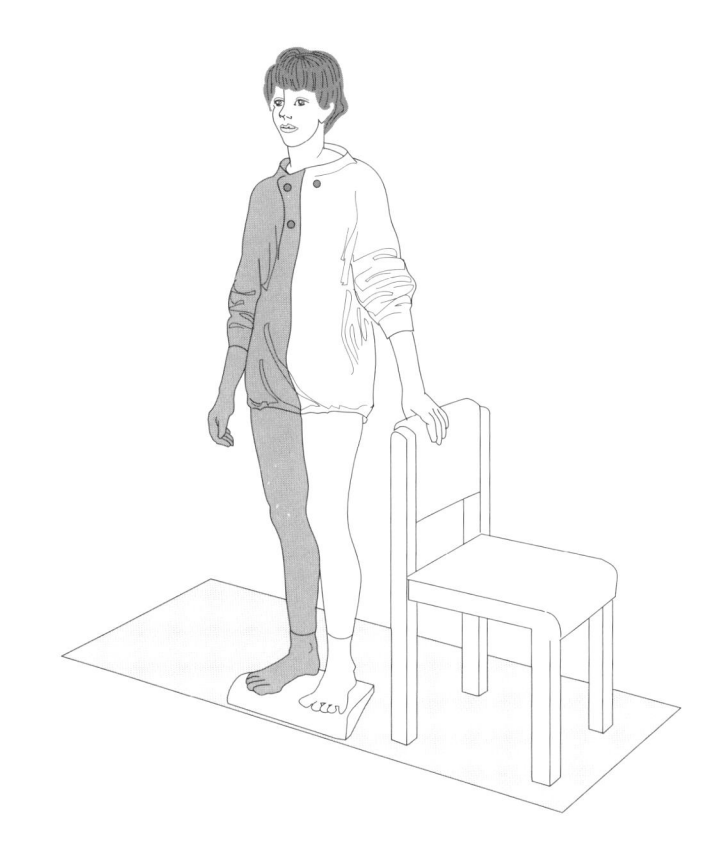

Hinweis:

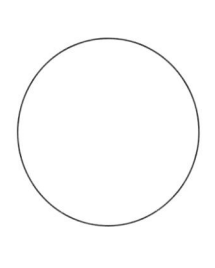

------- Auf A5-Format falten -------

Notizen:

Abb. D/4 R *(Wade, Fuß)*

© Springer-Verlag Berlin Heidelberg 2000

Hinweis:

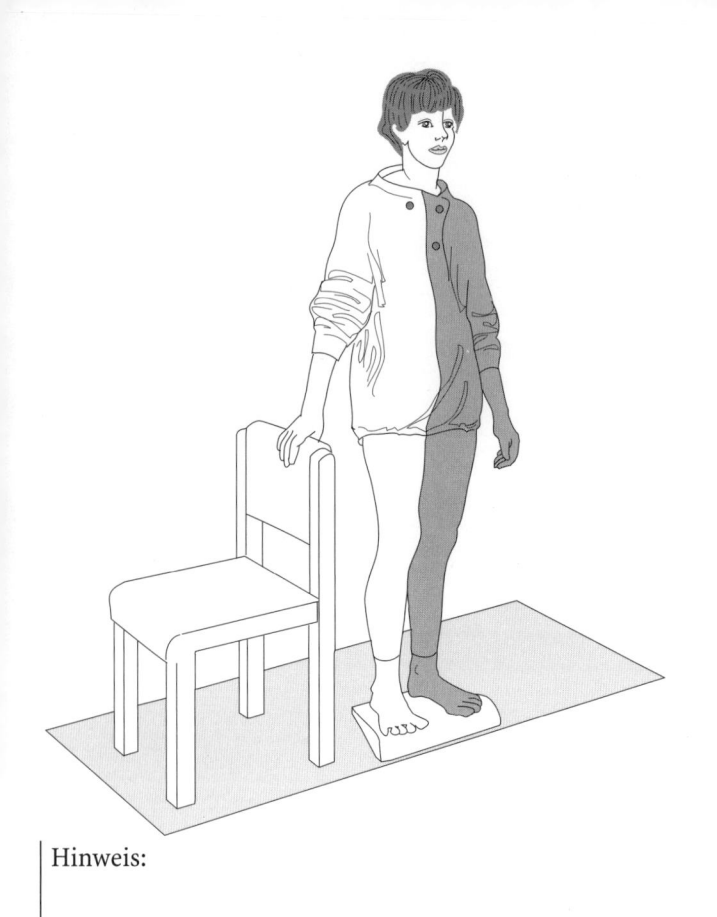

------------------------------ Auf A5-Format falten ------------------------------

Notizen:

Abb. D/4 L *(Wade, Fuß)*

© Springer-Verlag Berlin Heidelberg 2000

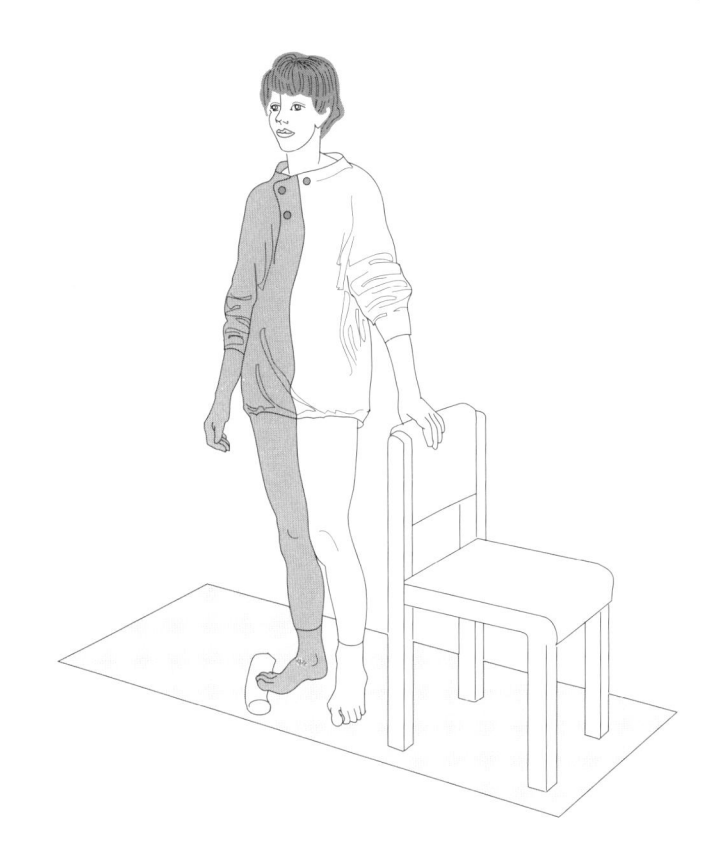

Hinweis:

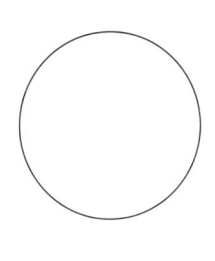

-- Auf A5-Format falten --

Notizen:

Abb. D/5 R *(Wade, Fuß)*

© Springer-Verlag Berlin Heidelberg 2000

Hinweis:

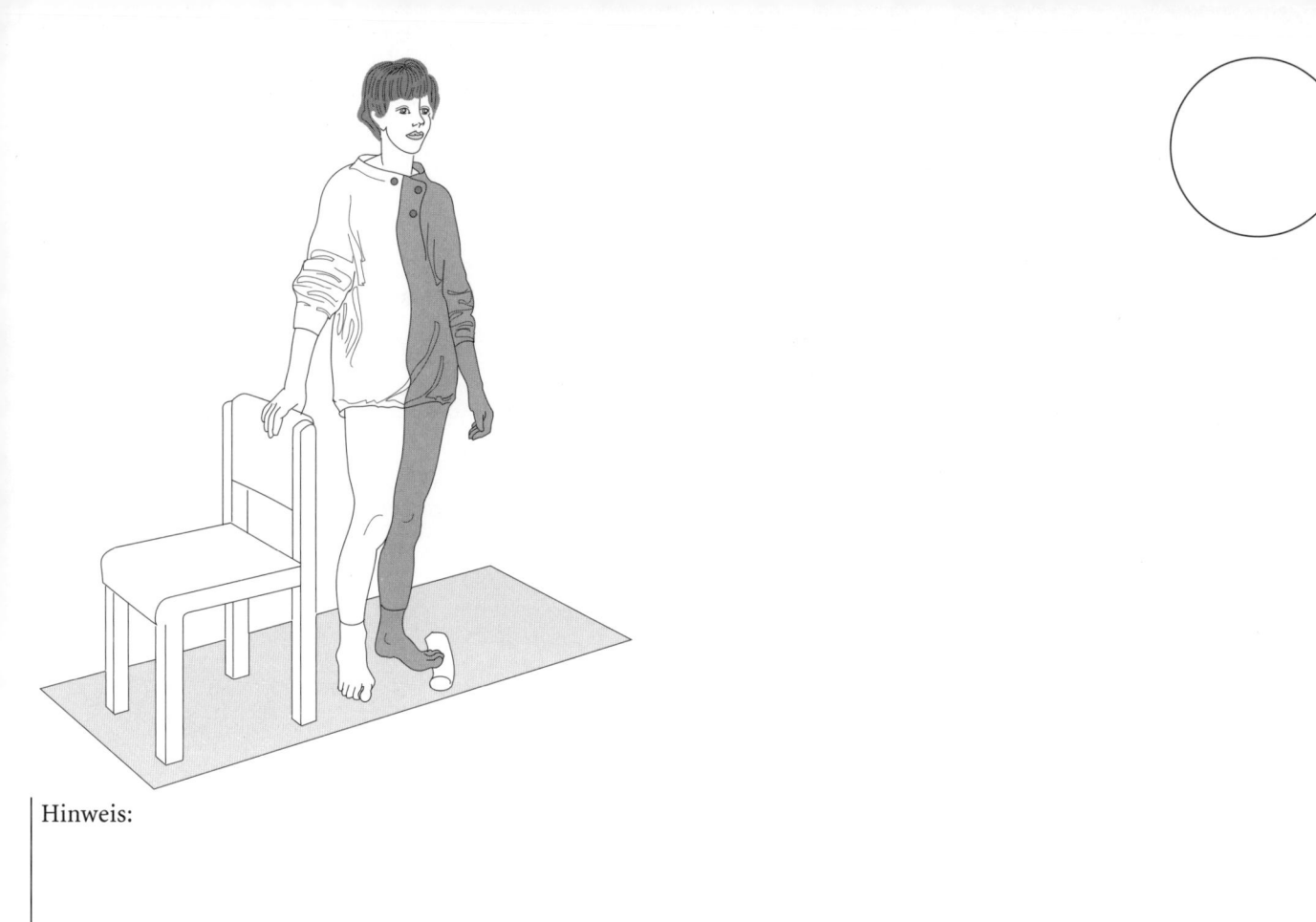

- Auf A5-Format falten -

Notizen:

Abb. D/5 L *(Wade, Fuß)*

© Springer-Verlag Berlin Heidelberg 2000

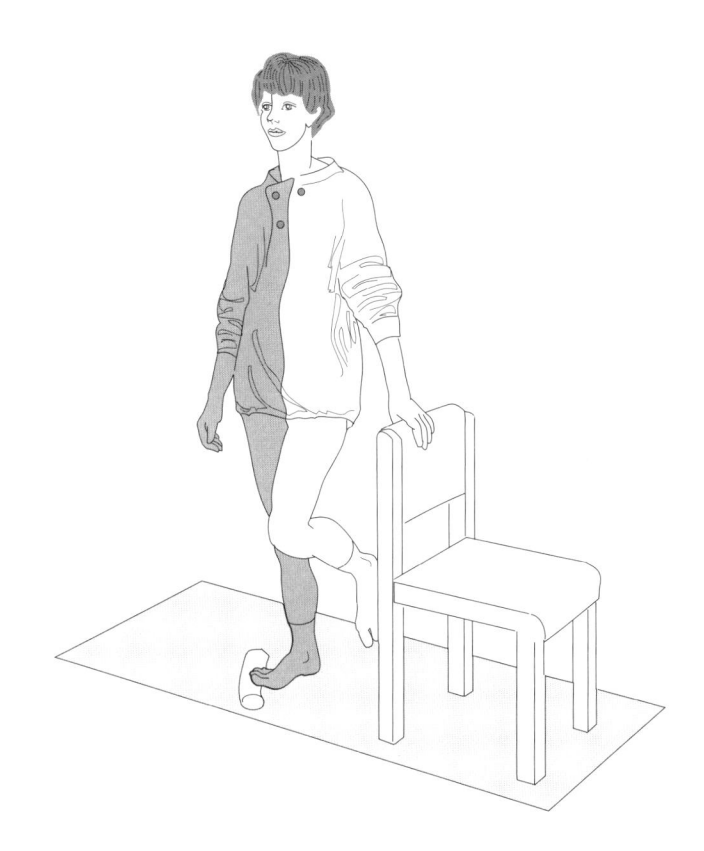

Hinweis:

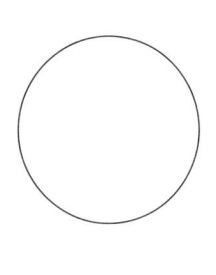

---- Auf A5-Format falten ----

Notizen:

Abb. D/6 R *(Wade, Fuß)*

© Springer-Verlag Berlin Heidelberg 2000

Hinweis:

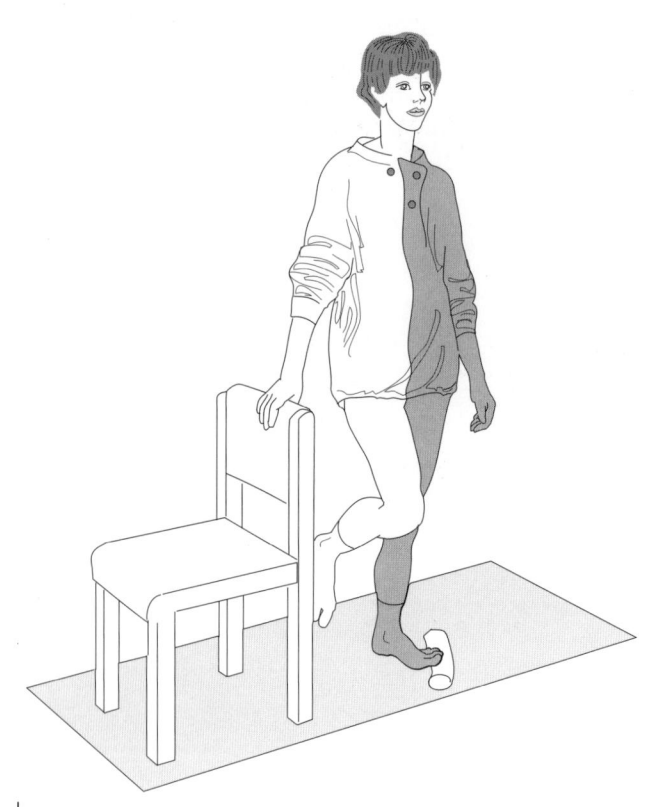

------- Auf A5-Format falten -------

Notizen:

Abb. D/6 L *(Wade, Fuß)*

© Springer-Verlag Berlin Heidelberg 2000

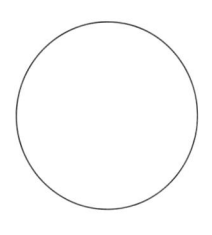

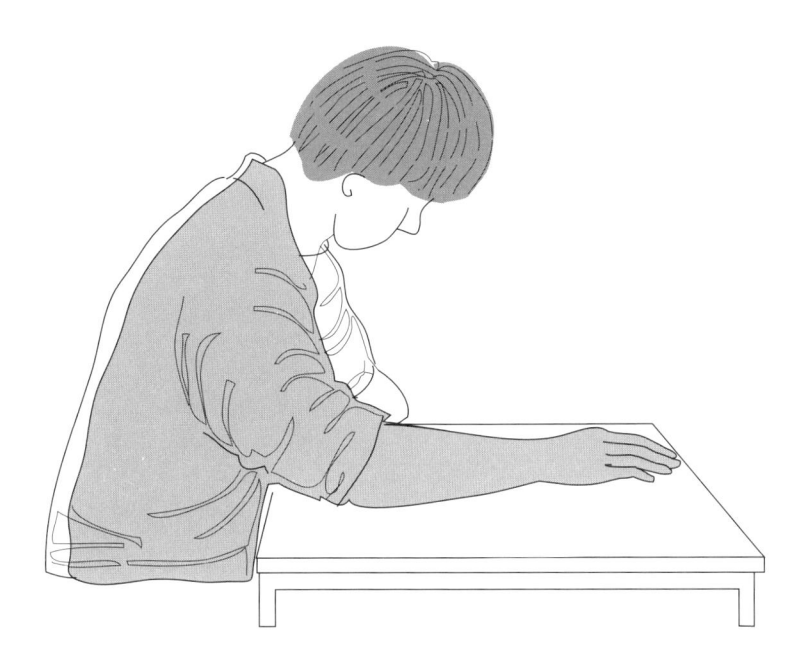

Hinweis:

------------------------------- Auf A5-Format falten -------------------------------

Notizen:

Abb. E/1 R *(Hinweis für Alltag)*

© Springer-Verlag Berlin Heidelberg 2000

Hinweis:

-- Auf A5-Format falten --

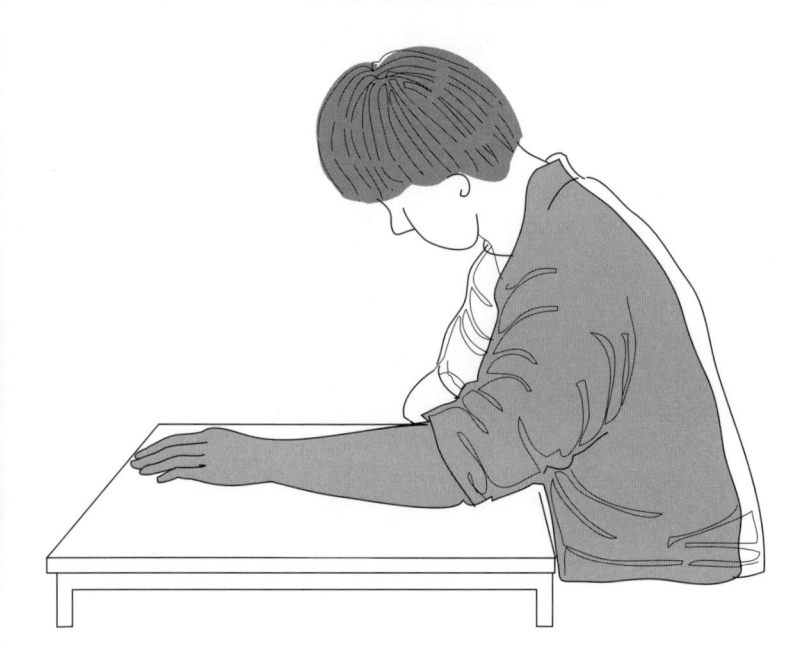

Notizen:

Abb. E/1 L *(Hinweis für Alltag)*

© Springer-Verlag Berlin Heidelberg 2000

Hinweis:

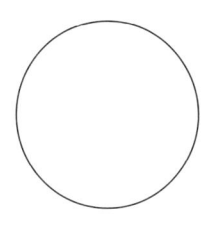

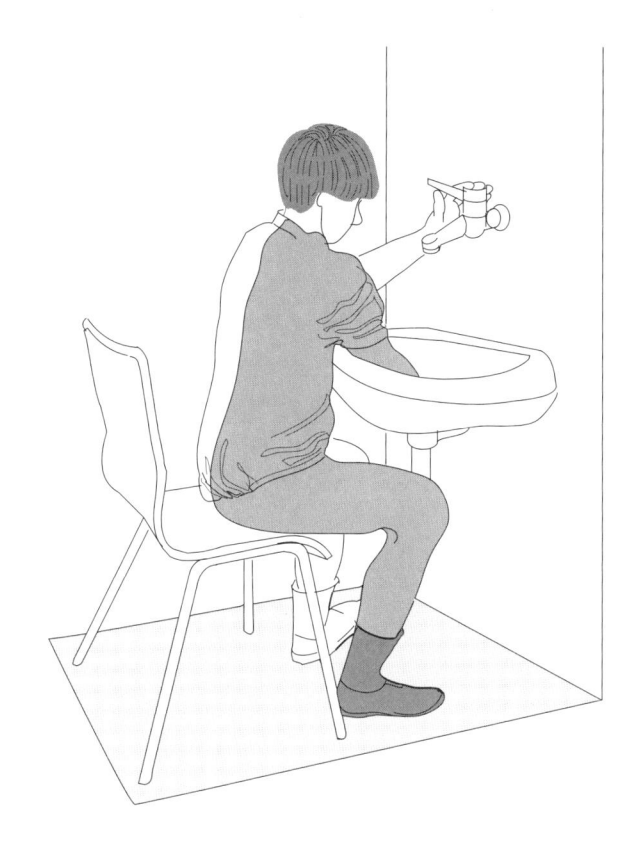

------- Auf A5-Format falten -------

Notizen:

Abb. E/2 R *(Hinweis für Alltag)*

© Springer-Verlag Berlin Heidelberg 2000

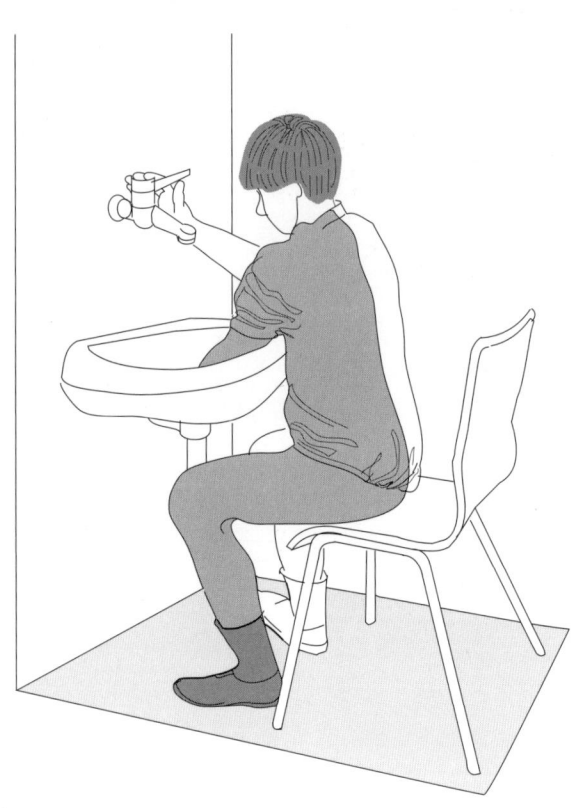

Hinweis:

------- Auf A5-Format falten -------

Notizen:

Abb. E/2 L *(Hinweis für Alltag)*

© Springer-Verlag Berlin Heidelberg 2000

Hinweis:

------------------------------ Auf A5-Format falten ------------------------------

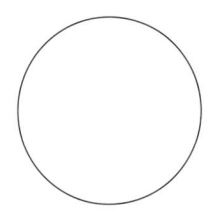

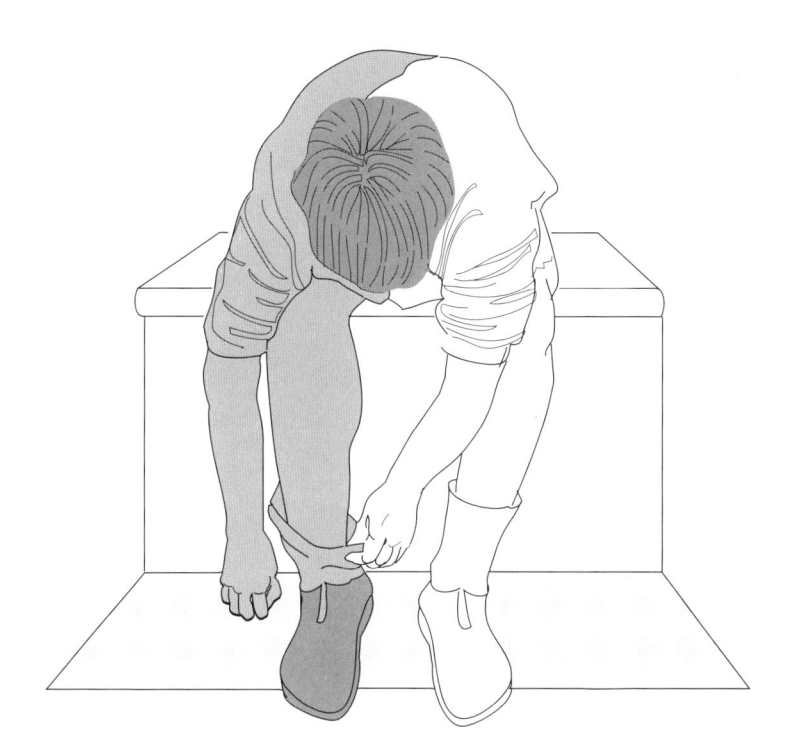

Notizen:

Abb. E/3 R *(Hinweis für Alltag)*

© Springer-Verlag Berlin Heidelberg 2000

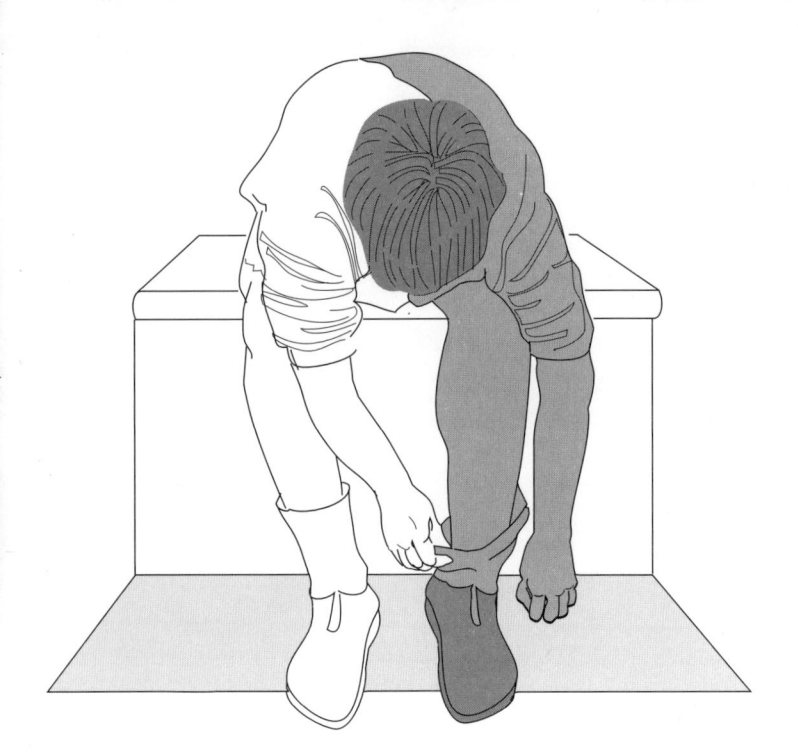

Hinweis:

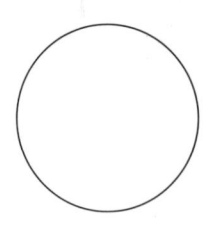

- Auf A5-Format falten -

Notizen:

Abb. E/3 L *(Hinweis für Alltag)*

© Springer-Verlag Berlin Heidelberg 2000